粪 方 学

李良松　李小琳　编著
白杨华　梁玲君　整理

学苑出版社

图书在版编目（CIP）数据

羹方学/李良松，李小琳著 . —北京：学苑出版社，2018.4
ISBN 978 - 7 -5077 - 5421 - 6

Ⅰ.①羹…　Ⅱ.①李…②李…　Ⅲ.①羹菜 - 食物疗法 - 验方　Ⅳ.①R247.1
中国版本图书馆 CIP 数据核字（2018）第 032419 号

责任编辑：黄小龙
出版发行：学苑出版社
社　　　址：北京市丰台区南方庄 2 号院 1 号楼
邮政编码：100079
网　　　址：www.book001.com
电子邮箱：xueyuanpress@ 163.com
销售电话：010 - 67601101（销售部）67603091（总编室）
印　刷　厂：北京画中画印刷有限公司
开本尺寸：787×1092　1/16
印　　　张：10.25
字　　　数：221 千字
版　　　次：2018 年 4 月第 1 版
印　　　次：2018 年 4 月第 1 次印刷
定　　　价：88.00 元

内容提要

羹方具有悠久的历史，早在《周礼》中就有详细的记载，《礼记》、《左传》等典籍都记载了丰富的羹方内容。羹方介于汤食与汤方之间，以组方精炼、口感鲜美、制作方便为特色，一般所用药材为单味，或两到三味，最多不超过五味，多选味甘、性平，无毒副作用和特殊气味的药材。在中国历代方剂中，有关"羹"的配方有300多首，在其他各种文化典籍中，也涉及大量的羹方内容。古代伊尹、屈原、曹雪芹等都是羹方史上的代表人物，他们为羹方的发展做出了积极的贡献。羹方既是中医汤药的延伸，也是中医食疗、药膳的重要组成部分。

本书分为上、中、下三篇，共9章28节，分别从羹方学概论、羹方发展史、羹方的应用、羹食、羹疗、羹养，以及相关文论等方面来论述古代羹方的组成、制作和应用，对古代羹礼、羹文化、羹方的类别、羹方的辅料等方面进行了系统的论述，书后还附有历代羹方索引，便于读者检索和运用。本书是一部创新性、开拓性的学术著作，应用范围十分广泛。家家都可制作、人人都可服用羹方，羹方是中华饮食文化和养生文化的重要组成部分。

本书的出版，将开拓一个全新的领域，使中医羹方文化更好地走向社会、走上餐桌，使羹方成为人们养生保健不可或缺的重要饮食产品、饮食项目和饮食习惯，期待本书在食疗、养生、保健等领域发挥出积极的作用。

前　言

羹为国之大食，为古代大餐之首。羹者，不仅是美食的象征、文化的象征，也是地位与身份的象征。特别在春秋战国时期，各方诸侯都将"大鼎烹名羹"做为宴请嘉宾、展示国力的重要内容。羹方是介于汤食与汤方之间的一种菜肴形式和食疗调理方法。羹方以组方精炼、口感鲜美、制作方便为主要特色。

羹食之远，可追溯到黄帝时期。相传黄帝发明"大羹"，改变了人类茹毛饮血的蛮荒历史，开启了以"羹"为代表的熟食时代。

羹方之养，以彭祖为杰出代表。"天下第一羹方"，为彭祖所创制的"雉羹"。《楚词》载："彭铿斟雉帝何飨。"意思是彭祖善于制作具有养生功效的"雉羹"，并将之献给尧帝。尧位列三皇五帝，为上古时期最具影响力的人文先祖之一；彭祖为道家养生的鼻祖，据传活到了八百岁。由此可见，羹方在帝王养生和道家养生中具有的重要地位。

羹食之美，反映在色泽、气味和口感等诸多方面。羹的制作，不仅要注重食材与调料的选择，而且还对汤水、烹具、食具也非常考究。一锅好汤，可以让人养心悦目、心旷神怡，既有美食的享受，也有心理的享受。

羹食之大，可以千人同食、万人共宴。巨鼎烹全羊、大锅煮麋鹿，这在历代文献中屡见不鲜。古代君王宴请群臣或贵宾的饕餮盛宴，也离不开香羹佳肴。在著名的满汉全席中，就有鸭羹、蟹肉羹、鸡丝银耳羹、龙井竹荪羹、墨鱼羹、鱼唇羹等著名羹汤。

羹方之妙，更体现在文化的内涵与底蕴上。在《周礼》中，"天官冢宰"类有负责制作膳食与羹汤的膳夫、庖人和烹人；"夏官司马"有负责提供羹方原料的掌畜、罗氏、小子和羊人等职官。战国有屈原之"菊花羹"、东汉有张仲景的"羊肉羹"、清代有曹雪芹的"桂花羹"等。所有这些，将羹方上升到了文化的高度。《离骚》一曲"朝饮木兰之坠露兮，夕餐秋菊之落英"，至今仍广为人们所传诵。

在中国历代方剂中，有关"羹"的配方有300多首，在其他各种文化典籍中，也涉及到大量的羹方内容。羹方既是中医汤药的延伸，也是中医食疗、药膳的重要组成部分。本书分为上、中、下三编，共9章28节，分别从羹方学概论、羹方发展史、羹方的应用、羹食、羹疗、羹养、以及相关文论等方面来论述古代羹方的组成、制作和应用，对古代羹礼、羹文化、羹方的类别、羹方的辅料等方面进行了系统的论述，对我们全面了解羹方的历史文化和推广羹方的美食养生方法，具有积极的历史价值和现实意义。

由于中国羹食文化历史悠久、内容丰富，许多羹方宝藏还有待于今后进一步发掘整理。对此，我们将继续深入研究，积极做更多有益的探索。在此，也要十分感谢白杨华、梁玲君两位研究生的积极努力和付出。

李良松　李小琳敬识
2018 年元旦于北京

目 录

上篇 总论

中篇 各论

下篇　文论

上篇 总论

第一章 羹方学概论

羹，为用肉或菜调和五味做成的带汁的食物，从羔，从美。古人的主要肉食是羊肉，所以用"羔""美"会意，表示肉的味道鲜美。羹在《说文》中又作鬻，"鬻，五味和也"，为隔着鼎鬲之类器皿烹饪的食物之义。羹方是指以精炼的食材与药材配伍，通过简单的加工调和，制成清爽可口的羹剂食物，以期达到清心、养生和保健以及治疗的效果。一般来说，羹方的组成不超过5味，不主张使用异味、怪味或辛苦之味的食材、药材与调味之材。

第一节 羹方的特点

1. 组方精炼、口感清爽

羹方作为介于汤食与汤方之间的一种菜肴形式，与汤方的区别为重视口感味道，其核心就是羹方的味道，作羹时无论选材、烹饪、调味均围绕此核心进行。选材方面一般要求食材鲜嫩、优质，如竹笋要选择节少而甘甜之品，鸭肉要选择谷物喂养的。烹饪时根据材料选择清水或豉汁熬煮，火候也要严格控制，勿使太老或不熟，影响口感。调味时依据个人口味适量增减，但不要掩盖食材原有的鲜味。

2. 一般所用食材或药材为单味，或两到三味，多不超过五味

羹作为中国最古老的烹饪方法之一，选用食材经历了由简到繁的过程，在远古时期，食物匮乏，可选食材种类不多，多选用单一肉类作羹，如兔羹、犬羹等，甚至为了突出肉的本味而不放调料，代表如黄帝所发明的"大羹"。随着时间发展，生产力的提高，人们对饮食的味道更加追求，所用食材更加丰富，到了清代鼎盛时期，食材选用已达到不拘一格的程度，但凡可食之材，均可选用。虽然食材种类得到了极大的丰富，但为了避免多种食材引起的味道冲突，故一般选用主要食材不超过五味。个别羹方超过五味的，也多是选用种类或味道相近的，如十远羹选择十种海产品，羊肉羹选用草果、高良姜等味道辛香走窜的食材。

3. 所选的食材或药材多为味甘酸、性平，无毒副作用

羹方作为食疗的一种形式，对于一些一般性的疾病具有治疗作用，但更重要的是作为一种平常的饮食方式，所以不强调使用药性较强、具有毒副作用的食材，一般选用性味较平和，具有"药食同源"特性的食材，如茯苓、莲子、百合之类。羹方由于其食疗性质，对于口感要求很高，所以一般选用甘酸味的食材，即使选用苦味食材如苦瓜之类，也需要处理而淡化其味道。

第二节　古代羹礼

羹方之魅力不仅仅体现在食物的烹饪技术上，更表现在历代食客、厨界将其拓展为一种文化现象，在社交礼仪、人伦关系和文学宣传等方面产生深远影响。羹方一定程度上可以说是中华文明中宝贵的文化遗产。

周朝以崇尚礼仪而著名，饮食相关的系列礼仪也是周礼中的重要组成部分，羹礼也在该时期盛行。羹方是周代食礼的必备之馔品。《礼记·内则》云："羹食，自诸侯以下至于庶人，无等"，郑玄注："羹食，食之主也，庶羞乃异耳。"孔颖达疏："食，饭也，言羹之与饭是食之主，故诸侯以下无等差也。"先秦两汉时期羹是饮食之必备品，可见羹之盛行程度。《仪礼·士昏礼》中认为大羹应当放在食器中趁热食用。《周礼·天官·亨人》中记载大羹是很尊贵的馔品，要将其放在火炉上，以便就餐时能食热者。《礼记·曲礼》云："凡进食之礼，左肴右胾，食居人之左，羹居人之右"，食乃饭之意，在饮食礼仪中严格要求菜肴的摆放规则，将羹与饭的地位等同，可见羹在当时社会餐礼中的重要作用。《礼记·曲礼》在讲饮食的繁文缛节时，对"羹"也进行了专门的论述，要求不可大口囫囵吃羹及当着主人的面调和羹，如若有客人在调和羹时，主人则应道歉，"毋捉羹"，"客絮羹，主人辞不能烹"。在古代时以未调五味之大羹为贵，如《礼记·礼器》云："（礼）有以素为贵者。至敬无文，父无容，大圭不琢，大羹不和……此以素为贵也。"孔颖达疏："大羹，肉汁也；不和，无盐梅也。大古初变腥，但煮肉而饮其汁，未知调和。后人祭也既重古，故但盛肉汁，谓之大羹不和。"调羹在历史发展过程中成为一种敬重来宾的礼仪文化。为表达对来客的尊敬，古人常常亲自调羹，并将调制好的羹送到来宾面前，甚至天子帝王也以这种形式崇赐大臣，如《白孔六贴》卷16记载："李白召见金銮殿，论当世事，帝赐食，亲为调羹。"

提到羹礼时，不得不提到"大羹玄酒礼"，该礼仪源自周朝，是儒家文化传统中用于祭祀等宏大场面或庄严神圣的场合。周朝在祭祀和招待宾客时都需要准备大羹和铏羹，《周礼·天官·亨人》云"祭祀，共大羹、铏羹，宾客亦如之"，又如《仪礼·特牲馈食礼》曰："祭铏，尝之，告旨。主人拜，尸答拜，祝命尔敦。佐食尔黍于席上，设大羹湆于醢北，举肺脊以授尸"。"大羹玄酒礼"的行礼程序则是在准备礼宴时，按照"左大羹和玄酒、右茶器、中菜肴"的顺序在食案上进行摆放，待安置好乐者席和乐器后，宾主和乐者入席，然后进行敬茶礼。随后正式行大羹玄酒礼，主人会请诸位起身，宾主便一同高举盛有玄酒的小陶碗，将玄酒洒在地上做祭酒，然后方可坐下，开始食用大羹并饮玄酒。

第三节　羹文化

宋以前，羹一直是一种主要的饮食形式，如《礼记·内则》记载："羹食自诸侯以下至于庶人无等"，孔疏："羹之与饭是食之主，故诸侯以下无等差也，此谓每日常食"。因其地位的重要，故无论史书还是诗词等文字中，均可见到羹的大量记载，羹从餐桌延伸到文化范畴，尤其是关于羹方的诗词，将羹文化推向了一个新高度，这一现象不仅有助于传统羹方的长久流传，而且丰富了羹方的文化内涵。宋以后烹饪形式不断丰富，羹的地位不断受到冲击，羹文化发展趋势大幅度减缓。所以羹文化主要集中在宋以前，其内涵主要体现在以下几个方面：

1. 羹之文化典故

羹因其常见，故方便被赋予多种意义和情感，如示好、拒绝、思乡等，被各种形式的文字所记载，久而久之，被大众所熟悉，而形成了诸多典故，现举例如下：

以羹示和，因为和羹为五味调和，食之令人性安顺，所以古代常以此来暗喻诸侯和顺之德。以羹示和的例子不胜枚举。如《左传·昭公十三年》记载："叔鲋求货于卫，卫人使屠伯馈叔向羹与一箧锦，曰：'诸侯事晋未敢携贰，况卫在君之宇下，而敢有异志。'叔向受羹反锦曰：'晋其有羊舌鲋者，黩货无厌，亦将及矣。'"

藜羹，一词本指用藜菜制作的羹，泛指粗劣的食物，例如《庄子·让王篇》中记载："孔子厄于陈蔡之间，七日不火，食藜羹不糁"。后代文人学者受孔子的感染，将该此延伸为文化范畴，以此表达自己生活清贫和清雅之品格的气节，如唐代陆龟蒙在给友人的书信中写道："读古圣人书，每涵咀义，独坐自足，案上一杯藜羹，如五鼎七牢馈于左右"；宋代诗人陆游在《剑南诗稿》卷38《午饭》中以藜羹自勉，云："破裘负日檐底，一碗藜羹似蛮甜。"

莼羹亦作蓴羹，乃为莼菜烹制而成的羹，是江东地区喜欢食用的一种羹。古人常常歌颂莼羹之美味，如明代李流芳曾专门写《莼羹歌》一首以大段诗咏来赞美莼羹的美妙。但受到晋代张翰"秋风思归"典故的熏陶，该词语演变为一种思念家乡、不贪图名利的文化现象。《晋书》卷92《张翰传》中记载："翰因见秋风起，乃思吴中蔬菜、莼羹、鲈鱼脍，曰：‘人生贵得适志，何能羁宦数千里以要名爵乎’！遂命驾而归。”郭沫若在《李白与杜甫·李白在政治活动中的第二次大失败》中所写：“张翰在西晋齐王炯的幕下，因秋风起而思食江东莼羹，因而离开了齐王。”正是受到张翰这种情怀的影响，后人则以莼羹代指思乡情，如宋代徐似道《莼羹》诗云：“千里莼丝未下盐，北游谁复话江南。可怜一箸秋风味，错被旁人苦未参。”又《喜见莼丝》云：“一杯浊酒下莼丝，不负东吴薄宦期。安得林逋同隐约，尚凭张翰写心思。人间美恶吾能会，物外清闲世莫知。更待西风小摇落，鲈羹盐豉转相宜。”时至今日，江浙一带食莼羹仍然保留着此种情愫。

大羹玄酒，则是与羹方相关的成语，是羹文化的表现形式，以不和五味的肉汁“大羹”与古代当酒用的水“玄酒”来比喻诗文风格古朴雅淡，《新唐书·文艺传上·骆宾王》云：“韩休之文如大羹玄酒，有典则，薄滋味，许景先如丰肌腻理，虽秾华可爱，而乏风骨”，宋代诗人陆游在《读近人诗》中云：“君看大羹玄酒味，蟹螯蛤柱岂同科”。

羹墙，唐尧死后，虞舜继位。虞舜吃饭时，常常端着一碗羹，出神地思念唐尧。恍惚间，虞舜在羹碗里看到了唐尧微笑的面容，连对面墙上也现出了唐尧向他招手的现象。后人就用“羹墙”一词表示对已故先辈的追念。

闭门羹，唐代宣城有个叫史凤的妓女，生就一双势利眼，把嫖客分成好几等，接待态度的冷热全然不同。最下一等客人，拒之门外，不与相见，仅以一碗羹款待了之，称为“闭门羹”。

2. 咏羹

由于羹方带给人们味蕾的美妙，故诸多文人也以文学的形式抒发对羹形式食物的赞美，故涌现出相当数量的咏羹诗篇，这是羹文化的另一种表现形式。

通过以羹食为创作题材，捕捉饮食生活中的精彩生活，反映某一历史阶段人们的生活质量和生活面貌。例如朱敦儒《种芜箐作羹》诗云：“且喜芜箐种得成，苔心散出碧纵横。脆甜肭子无反恶，肥嫩羔児不杀生。乐羊岂断儿孙念，刘季宁无父子情。争似野人茅屋下，日高淡煮一杯羹。”又如释觉范在《石门文字禅》卷5《食菜羹示何道士》中云：“獠奴拾堕薪，发爨羹藷米。饱霜阔叶菘，近水繁花荠。都卢深注汤，米烂菜自美。椎门醉道士，一笑欲染指。诫勿加酸咸，云恐坏至味。分尝果超绝，玉糁那可比。鲜肥增恶欲，腥膻耗道气。毕生啜此羹，自可老儋耳。”

3. 文人制羹

随着生产力的提高，物质资料的丰富，人们对食物质量和味道的要求越来越高，他人的烹饪往往难以完全契合自身对口味的要求及烹饪理念，故爱好烹饪并亲自动手的人越来越多。其中尤以文人为最，他们围绕着自己的理念而形成了独特的烹饪风格，或清新淡雅，或雍容繁盛。羹作为常见的饮食形式，故经常被文人选择并且制作，并在相关的文学作品中进行描述，这种方式主要集中在宋以后，苏轼、李渔等人为其代表。这是羹文学形式的体现，带给读者一种将羹升华为超凡脱俗的文化气息的千古风流。

一碗普通的羹，经文人制作便赋予了一种特殊的文化韵味。例如著名的"东坡羹"乃苏轼所创，在《东坡全集》卷九十八中详细记载了该羹的制作方法，"东坡羹，盖东坡居士所煮菜羹也，不用鱼肉、五味，有自然之甘。其法：以菘，若蔓菁、若芦菔、若荠，皆揉洗数过，去辛苦汁，先以生油少许涂釜缘及瓷碗，下菜汤中，入生米为糁及少生姜，以油碗覆之，不得触，触则生油气，至熟不除。其上置甑，炊饭如常法，既不可遽覆，须生菜气出尽，乃覆之。羹每沸涌，遇油辄下，又为碗所压，故终不得上……"由于苏东坡首创东坡羹，简简单单的一个羹也能让其诗兴大发，并在其文学作品中进行详细描述，故该羹被广泛流传，被后代文人大加赞颂，如南宋朱弁学烹制东坡羹后写下诗篇《龙福寺煮东坡羹戏作》："手摘诸葛菜，自煮东坡羹。虽无锦绣肠，亦饱风露清。"

第二章　羹方发展史

羹方在中国源远流长，是传统饮食的重要组成部分，也是中国饮食史上最古老的烹调方法之一，从丘庞同编写的《中国菜肴史》一书来看，菜肴从少到多，从简到繁，有消失有新增，但羹类始终是一个大类。通过了解羹方的发展史，我们可以了解中华饮食演变的某些规律，感受中华美食的特殊魅力，尤其是隐藏在饮食背后丰富多彩的中华文化。

第一节　先秦时期

羹，《说文》作"䰜，五味和也"，《尔雅·释器》"肉谓之羹"，从䰜字字形推测，远古时期羹的主要食材是肉类，鬲为烹饪用器具，正如现代考古发现中，古老的器具多是用作烹饪用具，如陶鬲、陶釜、陶甑等。陶具的发明古代有不少传说，或曰昆吾作陶，或曰黄帝作陶，或曰宁封子作陶，或曰神农作陶，具体历史不得而知，但离不开广大群众的劳动与创造。陶具的发明为人类提供了炊具和容器，为羹方的制作提供了可能性，因此推断大概有了陶器，便有了羹，羹某种程度上可以理解为是陶器发明后我国最早产生的菜肴。陶器的发明距今已有1.2万年的历史，那么羹也有一万多年的发展史了。

历史上关于羹的起源有不少记载，如《稗史》载："太古茹毛而饮血，有巢始教民食果，燧人始作火，制肉以炮，神农始作耕以炒米，轩辕造粥、饭、羹、炙、脍。"虽不能确定其真实性，但亦可证羹之历史源远流长。

相传黄帝创造的是不具五味的肉汁"大羹"。大羹是羹方最初级、最朴实、最原始的制作形态，是人类脱离茹毛饮血后开始使用熟食的洪荒时代的羹形式的饮食形态。商周时期也发展了"只烹不调、突出本味"的调羹思想，并将其称为"大羹不和"，正如《礼记·郊特牲》云："大羹不和，贵其质也"。汉代淮南王刘安对其进行了发展，在《淮南子》一书中指出"无味而五味形焉"，为防止调料掩盖食材本身的鲜美，在一些羹中不放调料，突出食材本身的鲜美滋味。伴随人类文明和社会的进步，人们在饮食上有了更高的要求，追求食物感官上的满足感，于是烹调技术也得到了不断地改进，在大羹的基础上进行演化，出现五味调和而成的羹，即和羹，加入菜、醢、盐、梅等调和羹方的口感。相传五味和羹是彭祖所创，彭祖用野鸡为原料，做成鲜美的"雉羹"敬奉尧帝。（《楚词》载："彭铿斟雉帝何飨。"王逸注："彭祖好和滋味，善斟雉羹事帝尧，帝尧得羹而飨之。"）雉羹是世界历史典籍所记载的最早的名馔，有"天下第一羹"的美誉。《诗经·商颂·烈祖》中说明殷人将"和羹"作为祭祀成汤的祭品，"亦有和羹，既戒既平。奏假无言，时靡有争。""若作和羹，尔惟盐梅，盐咸，梅醋，羹须咸醋以和之"，也可说明，从大羹到和羹的转变，增强了羹的味觉美感。

夏商周时期，羹食为中华饮食的主体食物，《韩非子·喻老篇》载："象箸玉杯必不羹菽藿"，说商纣王的精美食器从不盛粗劣的豆羹，可逆向推测精美的器具应该盛放精美的羹食，表现对羹食的重视。《礼记·内则》中载："羹食自诸侯以下至于庶人无等"，孔疏："羹之与饭是食之主，故诸侯以下无等差也，此谓每日常食"。此时期羹方品类有所丰富，据《周礼》、《礼记》、《仪礼》等记载，已有牛、羊、鸡、犬、兔及蔬菜等制作的羹。由于资料的缺乏，对夏商周时期羹的详细情况并不清楚，历史记载也较纷乱错杂，但值得注意的是商周后期或春秋时期，主副食逐步分开，主食主要是谷物食品，如饭粥等，炙和羹则成为副食，到后世进一步演变分化而成各色菜肴。

春秋战国时期，羹方的制作工艺逐渐走向成熟。在战国时期已经出现以羹方为代表性的地域特色的饮食，如《楚辞·招魂》中屈原用"吴羹"招待楚王，"和酸若苦，陈吴羹些"，"吴羹"乃为吴国风味的羹汤。又《战国策·韩策》记载："韩地险恶，山居五谷所生，非麦而豆，民之所食，大抵豆饭藿羹"，这里的"藿羹"是指用豆叶做成的羹，因韩国土地贫瘠，所以羹食质量不高。

第二节　汉唐时期

两汉时期，羹方进一步丰富。马王堆出土的《汉墓遗策》中的食品以羹类菜肴为最多，且种类丰富，记载有10余种纯肉羹，3种稻米与肉合熬羹，8种蔬菜与肉的混合羹，依据配料可分为五种，分别为于羹、白羹、巾羹、逢羹、苦羹，食材也增加了狗、鹑、鹿等。并且无论在贵族筵席还是平民生活中，羹仍占有很重要的地位。此时期，羹方品类已很丰富，并已生成个人风格，正如《太平御览》卷861所引谢承《后汉书》记载的故事：陆游入狱，其母托狱吏送羹饭，陆游见羹，便知是亲母所烹，狱吏问他何以知之，陆游云："续母作羹，截肉未尝不方，断葱寸寸无不同，是以知母来。"

魏晋以来，羹方品种与日俱增，不仅体现在原料选择上的增加、烹调技术的升华，而且还融入了丰富的人文色彩。除了传统的肉羹、菜羹外，相继推出了鱼羹、甜羹等各种羹方。北魏时期贾思勰编纂的《齐民要术》一书中专设"羹臛法"以记载北方盛行的各种羹方以及扼要地记录和总结前代羹方的制作方法，据统计该书共记载了胡羹、瓠叶羹、鸡羹、鸭羹、鱼莼羹等约29种羹臛，有肉羹、菜羹等，这些羹多和有米面，以糊状为主，在一定程度上反映出糊状或浓汤已成为这个时期羹的主要特点之一。该书中记载的羹方的相关烹饪技巧一定程度上反映了羹方烹调技术已相当到位，如"甜羹下菜豉、盐，悉不得搅；搅则鱼莼碎，令羹浊而不能好。"值得一提的是，随着文化交流的深入，西域的饮食文化和沿海地区饮食文化也向中原地区逐渐扩散，如胡羹和猴头羹。胡羹可能是从中亚传入，其做法"用羊胁六斤，又肉四斤，水四升，煮，出胁，切之，葱头一斤，胡荽一两，安石榴汁数合，口调其味"，充满异域特色；猴头羹为沿海地区所喜好，有谚云"宁负人千石之粟，不愿负人猴头羹臛"，可见其广受沿海地区欢迎。这个时期出现了历史上一大名羹——莼羹，据《世说新语·识鉴》："张季鹰辟齐王东曹掾，在洛，见秋风起，因思吴中莼菜羹、鲈鱼脍，曰：人生贵得适意尔，何能羁宦数千里以要名爵。遂命驾便归。"在这一时期，许多著作都提到了莼羹，可见其广受欢迎，莼羹到后世也常被文人所称道，如宋·周邦彦《蓦山溪》词："玉箫金管，不共美人游，因箇甚，烟雾底，独爱莼羹美。"

隋唐五代时期，羹方仍散发着无穷活力，其所用食材进一步丰富，加入了许多海产品。唐代文化繁荣，羹名富有诗意，如剪云析鱼羹，折箸羹，同时许多诗人将羹放入诗词中，如杜甫"劝客驼蹄羹，霜橙压香橘"，"滑忆雕胡饭，香闻锦带羹"。隋唐五代时期比较著名的羹方有不乃羹、十远羹、双茎羹等。唐朝为中医学的一个高峰期，大量医学著作问世，医书中也常出现羹方，如唐代咎殷在《食医心鉴》中记载的食疗羹方，如羊肺羹、青头鸭羹、小豆羹等。此时羹在文化生活中仍占有重要地位，如唐代《新嫁娘诗》："三日入厨下，洗手作羹汤。未谙姑食性，先遣小姑尝"，能否做出美味的羹成为衡量唐代女子是否贤淑能干的一个标志。

第三节　宋元时期

宋代羹演化出一个新品种菜肴——汤，虽然唐代有"洗手作羹汤"的记载，但文献资料较少，详细情况不明，宋代大量文献中出现了汤，并且有其详细做法，所以一般认为，汤作为菜肴形式初步形成是在宋代。汤的出现在一定程度上冲击了羹的地位，由于羹和汤做法相似，记载中常常羹汤连用，如《梦粱录》中有"更有卖诸色羹汤"，《武林旧事》中有"凡下酒羹汤，任意索唤"，并且两者的界限开始模糊化，典型代表为宋代"清羹"。这一时期，清羹一词大量出现，如摙鲈鱼清羹、螃蟹清羹、蹄子清羹等，清羹为汤色清亮的羹，从记载做法来看，与羹并无太大区别。宋代著名的羹方有东坡羹、宋嫂鱼羹、金玉羹、雪霞羹等。在《山家清供》中记载了文人雅士创作的十余种羹，如"玉带羹"、"雪霞羹"、"金玉羹"、"锦带羹"、"碧涧羹"、"石子羹"等等。由唐到宋，羹方的发展继续按照消费阶层分别向高档与低档两个方向发展，如《独异志》中记载有高档羹的典型代表，"武宗朝宰相李德裕，奢侈极，每食一杯羹，费钱约三万"，可见其奢华程度；在韦巨源撰写的《食单》中记载唐朝宰相级别的烧尾宴中，有冷蟾儿羹、卵羹等羹方。普通百姓的低档羹方代表为苏东坡《菜羹赋》中所载的菜羹，"水陆之味，贫不能致，煮蔓菁、芦菔、苦荠而食之。其法不用醯酱，而有自然之味"，"汤蒙蒙如松风，投糁豆而谐匀。覆陶瓯之穹崇，谢搅触之烦勤。屏醯酱之厚味，却椒桂之芳辛。水初耗而釜泣，火增壮而力均。溘嘈杂而糜溃，信净美而甘分"。值得一提的是宋代大量出现的花卉羹，宋人爱花，每年各地都举行规模盛大的"万花会"，花卉种类繁多，耗费甚巨，一次可达十余万支。插花作为"生活四艺"之一，被宋代文人所称道。可见宋代花卉入菜是必然现象，花卉羹的代表为《山家清供》中的"雪霞羹"，"采芙蓉花，去心、蒂，汤焯之，同豆腐煮，红白交错，恍如雪霁之霞，名雪霞羹。加胡椒、姜亦可也。"

元代由于少数民族饮食习惯，比较喜欢烧烤类，羹类食品出现频率一般，在《饮膳正要》《居家必用事类全集》等书中有所记载，此时期羹方原料多用肉类，并且种类多，调料也较多，味道浓重。

第四节 明清至近代

明代由于饮食水平的提高，菜肴种类不断丰富，羹方已失去餐桌主食的地位，有时还以其他菜肴的陪衬形式出现，但羹方所使用的高档原料达到了极限，如鱼翅羹等。老百姓在羹方的烹制上形成了一定的地域特色，例如中原地区大多以传统的肉羹和菜羹为主要形式，肉羹一般以羊肉为配料，菜羹多采用瓜瓠园蔬；江南地区则盛行鱼羹，如虾肉豆腐羹、絮腥羹等。并且汤的种类增多，各类文学史学作品中出现大量汤菜，如酸笋汤、馄饨汤、鸡尖汤、八宝攒汤，汤的地位提高，如黄一正《事物绀珠》中把明确将汤单列一类，进而严重冲击了羹的地位，此时期羹多用清汤烧制，但这种羹实际是一种高级汤菜，羹汤的区别进一步被模糊，汤有代替羹的地位的趋势。

清代饮食文化非常繁荣，以满汉全席为代表集宫廷特色与地方风味于一身，同时具有满汉两族烹饪特色，被赞为中华菜系文化的瑰宝和最高境界，其中只有墨鱼羹。而《扬州画舫录》中记载的江南官场菜"满汉席"中则有鲜蛏萝卜丝羹、海带猪肚丝羹、猪肚羹、假江瑶羹、鸭舌羹、鸡笋粥、猪脑羹、芙蓉蛋、鹅肫掌羹、糟蒸鲥鱼、假斑鱼肝、西施乳、文思豆腐羹、甲鱼肉片子汤、茧儿羹等多个品种。各类著作中也出现了多种羹方品种，如《调鼎集》一书中就记载了二、三十种著名的羹方。此时期羹的原料极为丰富，并且对汤汁要求较高，汤汁一般较浓，如《调鼎集》载"提清老汁"做法："先将鸡、鸭、鹅、肉、鱼汁入锅，用生虾捣烂作酱，和甜酱、酱油加入，提之，视锅滚，有沫起，尽行撇去。下虾酱三四次，无一点浮油，捞去虾渣，淀清。如无鲜虾，打入鸡蛋一二枚，煮滚，搜去末，亦可"，但也有清汤被提及。又出现了"鸡蛋羹"这种蒸法的制羹方法。李渔在《闲情偶记》中十分推崇羹方，"羹之为物，与饭相俱者也。有饭即应有羹，无羹则饭不能下。设羹以下饭，乃图省俭之法，非尚奢靡也"，"饭犹舟也，羹犹水也，舟之在滩，非水不下，与饭之在喉，非汤不下，其势一也"，但李渔认为羹汤是一种"汤即羹之别名也。羹之为名，雅而近古，不曰羹而曰汤者，虑人古雅其名，而即郑重其事，似专为宴客而设者"，其言虽名为重羹，其实是重汤，此观点对后世影响甚大，令近现代学者注解羹汤时出现许多混乱情况，难以区分羹汤之别。同时此观点表明清代羹的地位已经被汤所取代，汤被普遍提出作为一个单独菜肴门类，其种类、出现频率已经超越了羹，许多书籍名为谈羹，实则为汤，羹方已经失去了礼制色彩和主食地位。

近现代以来，羹方延续清代的发展趋势，成为老百姓休闲的甜食或补品。常用的主要有银耳莲子羹、奶香玉米羹、红果芋头羹、牛奶南瓜羹、地瓜羹、西施豆腐羹等 100 余种。

第三章　羹方的应用

第一节　羹方的类别

羹方由上古发展至清代，产生了非常多的品种，其分类方法也不一。依据所用材料不同进行分类可分为素羹和肉羹。依据羹的味道可以分为甜羹、咸羹、酸羹。依据服用方式可以分为冷羹、热羹。依据烹饪方法分为蒸羹与煮羹。依据治疗效果又可独立分出药羹一类。

1. 依据所用材料不同进行分类可分为素羹和肉羹

1.1 素羹

素羹指所用羹材为纯素食的羹方。素羹其历史出现较晚于肉羹，早期主要以豆类为材料，如《韩非子·喻老篇》载："象箸玉杯必不羹菽藿"，这里的菽藿即是豆羹。随着历史的发展，素羹一直是平民羹食的主要选择。宋代时风气尚清淡，书籍中大量出现素羹的记载，如在林洪所著《山家清供》中记载有不少以素食为主的羹，如碧涧羹、玉带羹、白石羹、玉糁羹、锦带羹、雪霞羹、金玉羹等。范成大更有以"素羹"为名的一首诗词："毡芋凝酥敌少城，土薯割玉胜南京。合和二物归藜糁，新法侬家骨董羹"。

素羹下按材料又可继续分为谷物羹、花羹、瓜果羹、菜蔬羹。谷物羹早期常作为主食食用，如豆羹，藿羹，东周后期以后主食副食逐渐分开，谷物羹逐渐变为副食，如玉糁羹；花羹主要兴起于宋代，宋人爱花，每年各地都举行规模盛大的"万花会"，花卉种类繁多，耗费甚巨，所以出现了花卉入羹的做法，花羹的代表为《山家清供》中的"雪霞羹"："采芙蓉花，去心、蒂，汤焯之，同豆腐煮，红白交错，恍如雪霁之霞，名雪霞羹"；瓜果羹，主要以瓜果类食材为主，出现较晚，代表羹方如藕实羹、梨羹等；菜蔬羹出现也较早，根据《礼记》、《仪礼》、《周礼》等记载，商周时期已经出现了野菜做的菜蔬羹，如《仪礼注疏》云："设一铏于豆南。铏，菜羹也"，随着主副食的分化，菜蔬羹发展为副食中的主要羹食，如《后汉书·崔瑗传》：“居常蔬食菜羹而已”，宋代文人尤其喜欢以菜蔬为羹，如苏东坡《菜羹赋》中所载：“水陆之味，贫不能致，煮蔓菁、芦菔、苦荠而食之。其法不用醯酱，而有自然之味”。

素羹主要作用为清补、清润、清泄，现代人营养摄入过剩，素羹对于现代人也有很重要意义，如高脂血症可以选用山楂羹，脾胃湿热可以选用车前子羹，肺胃阴虚可以选用银耳百合羹。

1.2 肉羹

肉羹，是指以肉为主而制成的羹。羹的最早形式便是肉羹，如相传黄帝发明的“大羹”，彭祖所制的“雉羹”等均为肉羹。在较早时期肉羹一直作为上层社会羹食的主流，如《左传·隐公元年》云：“郑庄公赐之食。食舍肉。公问之，对曰：‘小人有母，皆尝小人之食矣，未尝君之羹，请以遗之。’”根据三礼等文献记载，此时期其肉类选材不多，常以主要的肉食作为命名形式进行命名，如犬羹、鱼羹、羊羹、鳖羹、兔羹等。后来肉羹由纯肉材料发展出肉类加入谷物或者蔬菜而制成，如马王堆出土的《汉墓遗策》记载有10余种纯肉羹，3种稻米与肉合熬羹，8种蔬菜与肉的混合羹。随着人们对羹方的味道要求越来越高，肉与谷物或蔬菜制成的混合的肉羹逐渐成为主流，数量得到极大增长，后世提到肉羹也多是这种混合羹，如在《食宪鸿秘》一书中有关于肉羹的制作方法，“用三精三肥肉煮熟，切小块，入核桃、鲜笋、松仁等，临起锅加白面或藕粉少许”。

血羹也属于肉羹的一种，是用禽、畜的血制作而成的羹。如《酉阳杂俎·广知》中记载：“向为血羹，频不能就。”又如《东京梦华录·饮食果子》中载：“其余小酒店，亦卖下酒如煎鱼、鸭子、炒鸡兔、煎燠肉、梅汁、血羹、粉羹之类。”

鱼羹也属于肉羹的一种，是以鱼类为主要材料制成的羹。鱼羹出现较晚，大约在魏晋时期才初见记载，如《齐民要术》中就记载有鱼莼羹。值得一提的在宋代，宋五嫂鱼羹名盛一时，各种书籍广有记载，为后世所称道，如《西湖二集》：“鱼羹自从五嫂乞，残酒却笑儒生酸。”

肉羹味道醇美、鲜香，主要以滋补为主，为“血肉有情之品”，尤其适合年老或体虚之人。如脾虚之人，可以选用牛肉羹；肝肾不足之人，可以选用三石猪肾羹；肺气虚之人，可以选用猪肺羹；阴虚之人可以选用鸽肉羹；阳虚之人可以选用羊肉羹、血蒜羹；血虚之人可以选用当归羊肉羹。

2. 依据羹的味道可以分为甜羹、咸羹、酸羹

由于羹方重视口感，所以味道以酸甜咸为主，而辛苦之味刺激性较强，一般不选用。

2.1 甜羹

甜羹即味道主体为甜味的羹方，代表为南宋诗人陆游烹制之甜羹，在《山居食每不肉戏作》的序言中记载了其“甜羹”的制作方法：“以菘菜、山药、芋、莱菔

杂为之，不施酰酱，山庖珍烹也。"并赋《甜羹》一首，"山厨薪桂软炊粳，旋洗香蔬手自烹。从此八珍俱避舍，天苏陋味属甜羹。"甜味入脾，脾虚饮食减少，食欲不佳的可以适当食用甜羹。甘甜之品同时易生痰湿，阻碍脾胃运化，所以痰湿较重，清阳不升，头身困倦之人少食甜羹。

2.2 酸羹

酸羹即味道主体为酸味的羹方。酸羹出现较早，如《尚书》中记载"若作和羹，尔惟盐梅"，虽然没有明确提出酸羹，但以梅醋调味而成的羹应当为酸羹，又如《马王堆汉墓帛书十问》中就已提到"食饮必精，酸羹必熟，毋食辛腥"。酸味入肝，酸能生津，故肝阴虚，两目酸涩之人可以适当食用酸羹，酸味也有开胃效果，食欲不佳的也可以适当食用酸羹。酸味生津，也易造成痰湿，所以痰湿重的也需要少食酸羹。

2.3 咸羹

咸羹即味道主体为咸味的羹方。盐为最早食用的调味品之一，也是日常饮食最不可缺少的调味品，其历史悠久，可追溯至远古时期。所以咸羹的出现很早，但具体时间难以考证。咸味入肾，可作为肾经之引经药，补肾羹方如羊肾羹中可适当多加入些盐，以直达病所。咸伤血，血虚之人少用咸羹，高血压及水肿病人少食咸羹。

3. 依据服用方式可以分为冷羹、热羹

3.1 冷羹

冷羹，即放冷食用的羹方。此类羹方不多，代表如烧尾宴中的冷蟾儿羹，即蛤蜊羹，需要冷却后凉食。冷羹一般具有清润之功效。脾胃虚寒之人少食冷羹。

3.2 热羹

热羹，即温热时食用的羹方，为羹方之主流服用方式。温热服用可以减少脾胃消化腐熟的负担，易于吸收。但应注意不要温度过高，如《千金方》中所言"热食伤骨，冷食伤肺，热勿灼唇，冷无冰齿"，热食以不烫口唇，冷食以不冰牙齿为度，现代研究也表明食物过烫可能增加食道癌的发病率。

4. 依据烹饪方法分为蒸羹与煮羹

4.1 蒸羹

蒸羹，指的是用蒸的方法制作的羹。蒸羹出现很晚，约清代才正式出现，代表为鸡蛋羹。

4.2 煮羹

煮羹，指的是用煮的方式制作的羹。为制羹的主要方式。早期多用水或者豉汁煎煮，明清时期，对汤汁的要求变高，出现很多用高汤煮羹的做法，如《调鼎集》载"提清老汁"这种煮羹的高汤的做法："先将鸡、鸭、鹅、肉、鱼汁入锅，用生虾捣烂作酱，和甜酱、酱油加入，提之，视锅滚，有沫起，尽行撇去。下虾酱三四次，无一点浮油，捞去虾渣，淀清。如无鲜虾，打入鸡蛋一二枚，煮滚，搜去末，

亦可"。

5. 药羹

药羹，指的是羹方中使用药材，并且治疗作用突出的羹方。此类羹方治疗作用针对性强，不推荐无相应症状患者长期食用。代表方如羊肾羹，羹方中加入杜仲、磁石、肉苁蓉增强补肾强健之功效；又如当归羊肉羹中，加入黄芪、当归，具有补气生血之功效。

第二节　羹方的辅料

夏商周时期，羹方的制作强调突出本味，不提倡使用调料，名为"大羹不和"，正如《礼记·郊特牲》中记载："大羹不和，贵其质也"。学者认为这种制羹方法来源于上古时期，如孔颖达疏："大羹者，大古初食肉者，煮之而已，未有五味之齐"，因此这种制羹方法流行过一段时间，并且及至西汉，仍有推崇者，如淮南王刘安在《淮南子》一书中指出"无味而五味形焉"，推崇的就是在羹中不放调料，突出食材本身的鲜美原生之味。

由于生产资料的丰富，人们开始不满足"大羹"这种制作方法，于是出现了五味和羹，即用五味调料调和羹方的味道。相传五味和羹是彭祖做创，彭祖以野鸡为原料，制成"雉羹"敬奉尧帝，如《楚辞》载："彭铿斟雉帝何飨"，王逸注："彭祖好和滋味，善斟雉羹事帝尧，帝尧得羹而飨之"。五味和羹的出现，丰富了羹的味道，提高了羹的口感，出现后不久便成了制羹方式的主流，如《吕氏春秋·孝行览》称赞道："调和之事，必以甘、酸、苦、辛、咸。先后多少，其齐甚微，皆有自起。鼎中有变，精妙微纤，口弗能言，志弗能喻"。

由于早期物质资料匮乏，和羹之调料主要以盐和醋为主，如《尚书正义》云："若作和羹，尔惟盐梅。盐，咸。梅，醋。羹须咸醋以和之。"随着时代发展，调料也逐渐丰富，如《左传》记载中增加了醯醢（即肉酱），"和如羹焉。水火醯醢盐梅，以烹鱼肉，传之以薪，宰夫和之齐之以味，济其不及，以泄其过。君子食之，以平其心。"魏晋时期，调料种类极大丰富，如糖、葱、姜、豉、椒之类基本已经齐备，并且由于不同地域之间的文化交流，其他地区的特色调料也传入中原，如西域传入的胡荽、石榴汁。元代时，由于蒙古饮食文化的影响，调料中大量使用香料，如草果、高良姜、莳萝粉等。

"五味调和百味香"，辅料的恰当使用并不会掩盖食材本身之鲜味，并且还可以提升其味道，去除腥味、土味、油腻等。平时使用调料主要为以下几种：

1. 盐

盐字本意是在器皿中煮卤，《说文》记载为："古者，宿沙初作煮海盐""天生曰卤，人生曰盐"。盐的使用历史久远，传说最早为宿沙煮盐，宿沙为炎帝时期之人，以海水煮卤，而后成盐，其色有青、黄、白、黑、紫五样。所以推断中国人大约在神农氏（炎帝）与黄帝之间的时期开始煮盐，最早的盐是用海水煮出来的。20世纪50年代时，福建出土的文物中有煎盐器具，证明了仰韶时期（公元前5000年~公元前3000年）古人已学会煎煮海盐。现今中国食用之盐，沿海多用海盐，西北多用池盐，西南多用井盐。海盐中，淮盐为上；池盐中，乃河东盐居首；井盐中，自贡盐最好。

羹方中使用盐也比较早，如《书·说命下》中记载："若作和羹，尔惟盐梅。"孔传云："盐咸梅醋，羹须咸醋以和之。"又如《礼记正义》中载"凡齐，执之以右，居之以左"，"执之以右者，谓执此盐梅以右手，居之于左者，谓居处羹食于左手之上，以右手所执盐梅调和正之，于事便也"，也表明了盐的常用性和重要性。

盐为咸味调味品的代表，性寒，具有清热凉血、祛风润燥、解毒的功效，但盐需控制摄入量，如《素问》中记载"咸走血，血病无多食咸""味过于咸，大骨气劳，短肌，心气抑"，食盐过量，可以伤血、伤骨，引起瘀血、骨痿、气虚等问题。

2. 醋

醋亦为历史悠久的一种调味品，据有文献记载的酿醋历史至少也在三千年以上。"醋"中国古称"酢"、"醯"、"苦酒"等。《书·说命下》中记载："若作和羹，尔惟盐梅"，梅为早期醋的替代品，那时候醋的使用并不普及。《周礼》中已有"醯人掌五齐、七菹"的记载，醯人就是周王室掌管五齐、七菹的官员，所谓"五齐"是指中国古代酿酒过程的五个阶段中的发酵现象，醯人必须熟悉制酒技术才能酿造出醋来，醯人的官制规模在当时仅次于酒和浆，这说明醋及醋的相关制品在帝王日常饮食生活中的重要地位。及至春秋战国时期，已有专门酿醋的作坊。到汉代时，醋开始普遍生产。南北朝时，食醋的产量和销量都已很大，其时的名著《齐民要术》曾系统地总结了我国劳动人民从上古到北魏时期的制醋经验和成就，书中共收载了22种制醋方法，这也是我国现存史料中，对粮食酿造醋的最早记载，但此时醋主要仍在上层社会使用。唐宋时期，平民阶层也开始使用醋。明清时期，醋的种类极大丰富，酿造技术成熟，原料来源广泛，口味丰富。

醋性酸温，具有活血化瘀、解毒杀虫之功效。少食可以开胃，去腥味，去油腻；多食伤脾胃、伤筋，令人筋脉拘挛。

3. 油

早时称油为"膏"或"脂"，此时期油都是从动物身上提取出来。《释名》曰："戴角曰脂，无角曰膏"，有角的动物提炼出来称脂，无角的动物提炼出来称膏，如《考工记》郑注："脂者，牛羊属；膏者，豕属。"此时期都是荤油也就是动物油。动物油使用了很长时期之后榨油的技术才出现，才开始有素油。素油的提炼，大约始于汉代。汉武帝时，张骞出使西域，带回如葡萄、苜蓿、石榴、芝麻等植物，芝麻由于是从西域传入，所以又被称为"胡麻"。用芝麻榨的油被叫作"麻油"或

"胡麻油"。晋人张华《博物志·卷四·物理》中记载有榨油方式："煎麻油。水气尽无烟，不复沸则还冷。可内手搅之，得水则焰起，散卒不灭。"唐宋时期芝麻油已经普及应用，如唐孟诜在《食疗本草》中记载："白麻油，常食所用也。"宋沈括《梦溪笔谈》中亦载："如今之北方人喜用麻油煎物，不问何物，皆用油煎"。宋明时期，种植油料作物兴盛，素油来源品种多样，芝麻、黄豆、莱菔子、苋菜子、蔓荆子、杏仁、蓖麻仁等均可榨油，榨油技术也比较成熟，如《天工开物》中记载有详细的榨油方法。

油一般具有润心肺，润肠通便的功效，素油一般偏凉，具有清热泻火之功效，荤油具有补益之功效，润肠胃，健脾气。

4. 酱油

一般认为酱油的产生源自于酱，早期的酱常以肉类为原料，随着历史的发展，豆类植物被广泛种植，豆类逐渐进入酿造领域，酱的主要材料也有肉类转变为豆类。关于由酱到发现酱油的过程未见详细记载，一般认为酱油首载于东汉崔寔的《四时月令》，当时被称为"清酱"，这一称呼一直延续至今。酱油一词最早出现在宋代，北宋释赞宁《物类相感志》及南宋赵希鹄《调燮类编》二书的蔬菜项下，均有"作羹用酱油煮之妙"的记载。南宋林洪著《山家清供》中数种菜的制作均有使用酱油作为佐料的记载，它是目前发现的十分明确使用酱油一词的最早文献史籍。

5. 糖

糖字出现很晚，北魏贾思勰《齐民要术》中才正式出现糖字。在此之前，多用饧、饴等指代糖，此时的糖为麦芽糖。关于蔗糖的产生，历史资料缺失，有学者认为汉代已经有蔗糖，如《三国志》中记载有"甘蔗饧"，《齐民要术》中记载交趾有煮晒甘蔗汁而凝结成糖的文字，这是糖制作的现存最早记载，但此时期蔗糖制作技术水平偏低，杂质过多，被陆游称为"皆糟尔"。唐太宗贞观年间，曾排遣使者去印度学习蔗糖制法，自此之后中国才正式出现砂糖和冰糖。宋代，制糖方法进一步发展，城市当中已经有"诸般糖作坊"，《东京梦华录》卷二中"州桥夜市"就有"素签砂糖、鸡头穰砂糖"等小吃的记载，"饮食果子"里则有"西川乳糖、狮子糖"等甜点，不过，此时糖或者甜品仍是非常昂贵的东西。到了明代，制糖技术已经十分成熟，如《天工开物》中记载有详细的制糖方法，糖的使用已经普及。

糖，性温，具有和脾缓肝之功效，但不可多食，多食令人心痛，生胃火，助痰湿。

6. 酒

据有关资料记载，地球上最早的酒，应是落地野果自然发酵而成的，其历史悠久，最早可追溯到新石器中期之前。人工酿酒的创始人不详，主要有仪狄酿酒、杜康酿酒之说，如《世本》载"仪狄始作酒醪，变五味；少康作秫酒"。前者提及较少，一般认为杜康为酿酒业的始祖，如《白水县志》载"杜康，字仲宁，相传为县康家卫人，善造酒，俗传杜康取杜康泉水造酒，乡民谓此水至今有酒味"。到了商代已有"黍酒"、"稷酒"之分。春秋时期，酿酒技术已经比较成熟，人们不仅运用"自然发酵"酿酒，而且发明了曲粟酿酒，相当普遍地掌握了"固态发酵法"与"复式发酵法"酿酒。随着时间的推进，酒的种类也越来越多，如战国时期，屈原的《九歌》记载了"椒酒"、"桂浆"，汉朝以后又出现了花色繁多的"菊花酒"、"枣酒"、"姜酒"、"桑葚酒"。酒的使用已经遍及饮食、医药、祭祀等各方面。

酒，苦，辛，大热。具有通血脉，润肌肤，化湿气，祛风，解毒之功效。但酒不可多饮，如孟诜所言："久饮伤神损寿，软筋骨，动气痢。醉卧当风，则成癜风。醉浴冷水成痛痹"。长期饮酒之人，可适当食用枳椇子、葛花、赤豆花、绿豆粉等以解酒毒。

7. 花椒

花椒在我国栽培历史悠久，早在《诗经》中就有记载："椒聊之实，繁衍盈升"。在《齐民要术》中也有花椒栽培的记载。将花椒与酒配制，称作椒酒，这是较早的用花椒制成的调味品。花椒树结实累累，是子孙繁衍的象征，故《诗经·唐风》称："椒聊之实，藩衍盈升"。花椒气味芳香，被认为有避邪功效，在宫廷中，将花椒掺入涂料以涂抹墙壁，这种房子被称为椒房，为宫女或后妃居住，期望皇室能人丁兴旺。

花椒，又称秦椒、川椒，因陕西、甘肃、四川等地质量较好，所以以产地命名。性辛温，具有祛风散寒，行气止痛，温中，明目之功效。不可多食，多食耗气伤津，伤血脉，损神志，尤其阴虚阳亢之人慎食。

中篇 各论

第一章 羹 食

《黄帝内经》云："圣人春夏养阳，秋冬养阴，以从其根，……逆之则灾害生，从之则苛疾不起"，《周礼·天官》云："凡和，春多酸，夏多苦，秋多辛，冬多咸，调以滑甘"，可见，古人十分重视四季变化对养生的意义。羹食正是依据四时阴阳之变化，紧扣四季生长收藏的特性，选取适当羹方食用，以调摄身心。

第一节 春 羹

《素问·四气调神大论》云："春三月，此谓发陈，天地俱生，万物以荣，夜卧早起，广步于庭，被发缓形，以使志生，生而勿杀，与而勿夺，赏而勿罚，此春气之应，养生之道也。逆之则伤肝。夏为寒为变，则奉长者少。"春三月，应在东方，阳气上升，冬天潜藏之气得到发散，是万物初生、萌动的时节，天气温和，地气升发，二者相和，万物得到滋养。应该保养肝气，肝气易急，喜调达而恶抑郁，身体上应当减少衣物，时常散步，以放松身心，情绪上应当"生"、"与"、"赏"，保持积极乐观的一面。

肝木应酸味，木克脾土，春季应当减少酸味增加甘味食物的摄入，养护脾气，勿使肝木克罚脾土太过。如适当食用小米、山药等食物补益脾气。同时春季应当适当食用辛香食物，以应春季肝气疏泄，阳气生发的特点，如《食医心镜》载食用"五辛以避疠气"，五辛为蒜、葱、韭、薤、姜，适当食用辛味食物可以祛风散邪，避免一些流行性疾病的发生。需要注意的是，这些辛味食物需要熟后食用，不可生食。

春季温差变化大，乍寒乍热，老人正气不足，易引动宿疾或增添新病，同时冬季的补益过后，易壅滞而生热，导致精神困倦，痰涎壅盛，故羹方当选用中性偏凉的羹材，疏散郁热，扶助正气。可采取枸杞叶、榆钱、荠菜等，多选取应季的蔬菜，如记载中春季"荆土人日采七种野菜，作羹汤以食之"。

葛粉羹

出处：《饮膳正要》。

组成：葛粉250克，荆芥穗50克，淡豆豉150克。

功效：滋阴平肝，祛风开窍。

用法：将葛粉捣碎成细粉末，再制成面条，把荆芥穗和淡豆豉用水煮六七沸，去渣取汁，再将葛粉面条放入淡豆豉汁中煮熟。

雪羹

出处：《绛雪园古方选注》。

组成：大荸荠4个，海蜇（漂去石灰、矾性）30克。

功效：泄热止痛。

用法：海蜇漂去石灰、矾味，荸荠切成块。放入水中煮熟，加入适量调料调味。

茵陈羹

出处：《证类本草》卷七。

组成：茵陈适量。

功效：清热祛风，利小便。

用法：将茵陈细切，煮羹食用；也可生食。

枸杞羹

出处：《圣济总录》卷一八八。

组成：枸杞叶500克，羊肾1对，羊肉150克，葱白7茎。

功效：健脾胃，补肝肾。

用法：将羊肾洗去油脂切碎，其他材料洗净切碎，一起放入豉汁中同煮，加入适量调料调味，空腹食用。

枸杞叶羹

出处：《太平圣惠方》卷九十七。

组成：枸杞叶150克，青蒿叶30克，葱白5茎。

功效：补肝肾，清虚热。

用法：将以上材料洗净切碎，一起放入豉汁中同煮，加入适量调料调味。

明目蚶羹

组成：肥蚶15只，枸杞子10克，菊花5克，麻油，精盐各少许。

功效：清心明目，滋润肝肾。

用法：枸杞子，菊花均洗净，放砂锅或铝锅中，加水至满，煮开10分钟，捞去浮沫，以文火煮浓汁，滤去药渣。大蚶洗净，剁碎，加药液中拌匀，煮30分钟。吃时加入麻油，精盐调味即可。

榆羹

出处：《清明日忆诸弟》。

组成：榆荚、榆面适量。

功效：疏肝，利水。

用法：用榆荚和榆面放入水中同煮，加入适量调料调味。

菊花羹

组成：鲜菊花50g，冰糖30g，糯米粉50g，鸡蛋1个。

功效：疏风清热，明目解毒，补中益气。

用法：将糯米去杂质，碾成细粉，筛去粗块，再碾，直至极细粉末。鲜菊花摘下来，除去蒂头，用清水浸漂2小时，待用。冰糖打碎成屑，放入锅中，加水300ml，用中火烧沸，加入冰糖，煮成溶液，加入鸡蛋清，用蛋白提取冰糖杂质，待蛋白浮起，用勺将浮沫打去，备用。将糯米粉用清水适量搅成糊状，再把奶锅置中火上，加入清水800ml，烧沸，再将搅匀的糯米粉徐徐放入沸水锅内，边搅边放，使糯米粉在沸水中分散，煮6分钟后，加入冰糖汁液和鲜菊花即成。

第二节　夏　羹

《素问·四气调神大论》云："夏三月，此谓蕃莠，天地气交，万物华实，夜卧早起，无厌于日，使志无怒，使华英成秀，使气得泄，若所爱在外，此夏气之应，养长之道也。逆之则伤心。秋为痎疟，则奉收者少，冬至重病。"夏三月，应在南方，阳气自春天开始生长，到夏天达到顶点，万物的生长也达到了顶端，是万物繁茂、华美的季节。天气炎热，地气溽湿，应当保持心静，不要躁动，适当锻炼、汗出，使郁气得以散去。

心火应苦味，火克肺金，夏天应当适当减少苦味增加辛味食物的摄入，以保护肺气。如减少苦瓜等的食用，增加生姜、桂汤、豆蔻熟水等以健胃化湿。

夏日炎热，在科技发达的现代，令人容易贪凉饮冷，大量使用冰镇食物，而引起腹泻、霍乱等疾病的发生。夏季炎热同时湿气也很重，令人头身昏蒙，肢体困倦，要减少油脂的摄入。所以夏天可以多吃些豆类，如绿豆、赤小豆等，清热同时利水。

果羹

出处：《素食说略》。

组成：莲子，白扁豆，薏苡仁适量。

功效：健脾化湿。

用法：将莲子浸泡软，去皮心。白扁豆浸泡软，去皮。薏米浸泡软。将三者以三角形的形状放置于碗中，再加入白糖与开水，加少量糖渍黄木樨或者糖渍玫瑰，放入蒸笼蒸至极烂。翻碗。浇上糖和芡。

藕实羹

出处：《太平圣惠方》卷九十六。

组成：藕150克，甜瓜皮200克，莼菜200克。

功效：补中益气，除烦止渴。

用法：以上材料切成小块，拌上豆豉汁，放入水中同煮，加入适量调料调味。

藿叶羹

出处：《太平圣惠方》卷九十六。

组成：藿香叶500克，葱白1握。

功效：清暑降气。

用法：将材料切碎，放入豉汁中，加入适量水同煮，加入适量调料调味。

赤小豆羹

出处：《太平圣惠方》卷九十六。

组成：赤小豆150克，桑根白皮90克，白术60克，鲤鱼1500克。

功效：清热利水。

用法：将以上材料放入水中同煮，候鱼熟，取出鱼，尽意食用；赤小豆亦宜吃，勿着盐味；其汁入葱白、生姜、橘皮，入少醋，调和作羹。

莲叶羹

出处：《红楼梦》。

组成：荷叶、面粉、胡萝卜、莲子、鸡汤适量。

功效：健脾，下气，除湿。

用法：将胡萝卜汁和荷叶榨汁，然后和面，将面团揪成豆粒大小，可用面印花模可让面团变成各种形状，参考了西北麻食的做法，在竹帘上按了一下，增加了一点花纹。鸡汤中放入莲子、鲜荷叶煮开，放入做好小面疙瘩，放盐，并用大荷叶封盖锅口。

石榴粉银丝羹

出处：《山家清供》。

组成：藕、绿豆粉、梅水、熟笋适量。

功效：清热利水，涩肠止泻。

用法：将藕切成小块，砂器内擦稍圆，用梅水同胭脂染色，加入绿豆粉搅拌，然后一起放入清水中煮，宛如石榴子状。再将熟笋切成细丝，也放入绿豆粉搅拌，放入书中煮，为银丝。最后将两者放到一起。

第三节 秋 羹

《素问·四气调神大论》云："秋三月，此谓容平，天气以急，地气以明，早卧早起，与鸡俱兴，使志安宁，以缓秋刑，收敛神气，使秋气平，无外其志，使肺气清，此秋气之应，养收之道也。逆之则伤肺。冬为飧泄，则奉藏者少。"秋三月，应在西方，万物在夏天生长至顶点，至秋又恢复到一个平和阶段，是万物枯萎、凋零的季节，天气清凉，暑热之气不再，应当保养肺气。秋气萧索，应当保持心静，不要悲伤，以缓解秋天萧瑟之气对人的消极情绪的影响。

肺金应辛味，金克肝木，应当减少辛味，增加酸味食物的摄入，以护肝气，勿使肺金克罚肝木太过，如减少辣椒、葱姜的量，避免耗伤肺气，增加葡萄、石榴等酸味食物摄入，养护肺阴，和降肺气。

《管子》曰："秋者，万阴气始下，故万物收"，秋季气当肃降，肺应其气，亦当收降低，故食材对应可选用梨、柿子等。秋季同时干燥，耗伤津液，令人产生咳嗽，口鼻干燥等症，可选用银耳、百合等养阴润肺之品。

梨羹

组成：梨适量。

功效：清热润燥，止咳化痰。

用法：将梨去皮，切成块，放入水中煮烂，可适量加入冰糖。

百合枇杷藕羹

组成：百合 30g，枇杷 30g，鲜藕 30g，淀粉适量，白糖少许。

功效：滋阴润肺，清热止咳。

用法：将枇杷去核，藕洗净切碎。将百合、枇杷果肉和藕片合煮，将要熟时放入适量淀粉调匀成羹。

参银鸡蛋羹

组成：银耳 15g，北沙参 15g，鸡蛋 1 颗，白糖 50g。

功效：养阴清热、润肺止咳。

用法：将银耳去灰渣，淘洗净，用开水发胀后，倒入锅内火熬 1 小时后，加入洗净的北沙参。改用小火快熬至浓稠时，加白糖、鸡蛋煮熟即成。

银耳蛋羹

组成：银耳 5g，鸡蛋 1 颗，糖 50g，猪油适量。

功效：养阴润肺、益气生津。

用法：将银耳水发，洗净去蒂，掰成小块，倒入锅内加水适量，置武火上烧沸后移文火上继续煎熬 2－3 小时，待银耳煮烂为止。将糖放入另一锅中，加水适量置火上溶化成汁。取蛋清，兑清水少许，搅匀后倒入锅中搅拌，待烧开后，撇去浮沫。

将糖汁倒入银耳锅中，起锅时加少许猪油即成。

柿饼木耳羹

出处：《保健汤菜大全》。

组成：柿饼50g，木耳60g，糖、水淀粉各适量。

功效：活血止血，涩肠润肺。

用法：将柿饼去蒂成丁。木耳水发好，撕成小块。两者共入锅中，加适量清水煮沸一段时间，用水淀粉勾芡，加入糖搅拌均匀，煮开后盛入汤碗中即成。

第四节　冬　羹

《素问·四气调神大论》云："冬三月，此谓闭藏，水冰地坼，无扰乎阳，早卧晚起，必待日光，使志若伏若匿，若有私意，若已有得，去寒就温，无泄皮肤，使气亟夺。此冬气之应，养藏之道也。逆之则伤肾。春为痿厥，则奉生者少。"

冬三月，应在北方，草木已经凋零，蛇虫潜伏冬眠，阳气潜伏于下，是万物潜藏的季节，应当保养肾气。天气严寒，水冰地坼，心情保持平和，减少外出，以防触冒冷气，应当适当保温，多晒太阳，但不要温度过热，令冬大汗出，皮肤毛孔开泄，耗伤气血。

肾水应咸味，水克心火，故当减少咸味而增加苦味食物的摄入，以护心气，勿使肾水克罚心火太过。如减少盐及海产品的食用，防止潜藏太过，增加小麦、羊肉等食物，以收敛心气，温养气血。

蔡邕曰："冬者，终也，万物于是终也。日穷于次，月穷于纪，星回于天，数将几终。君子当审时节宣，调摄以卫其生"。冬季闭藏，人应其时，应当闭而勿泻，食物以补养为主，而且应当选用较平和的方式，如山药酒、枣汤。冬季人体阳气潜伏在内，心膈多热，不要使用过多辛辣食物，避免发汗过多而发泄阳气。

玉糁羹

出处：《苏轼集》。

组成：萝卜、白米适量。

功效：健脾理气。

用法：将萝卜捣烂，取汁，同白米一起煮，适当放入作料。

牛羹

出处：《臞仙活人心方》。

组成：黄牛肉适量。

功效：止吐泻，安中益气，养脾胃。

用法：将肉洗净，切块，放入水中煮烂，加入适量调料调味。

白羊肾羹

出处：《饮膳正要》卷二。

组成：白羊肾2具，肉苁蓉30克，羊肉120克，胡椒6克，陈皮3克，荜茇6克，草果6克。

功效：温中补虚，强筋骨。

用法：将羊肾，肉苁蓉、羊肉切成片，同胡椒、陈皮、荜茇、草果放入水中同煮，加葱白、盐、酱煮调味。

台苗羹

出处：《饮膳正要》。

组成：羊肉2500克，草果5个，良姜6克。

功效：补中益气。

用法：将羊肉、草果、高良姜一起熬成汤，滤出材料，用羊肝下酱，取清汁，将豆粉2500克，乳饼1个，山药1斤，胡萝卜10个，羊尾子1个，羊肉等，各切细，加入台子菜、韭菜、胡椒各30克，盐、醋调和味道。

第二章 羹 疗

孙思邈曰："谓其医者，先晓病源，知其所犯，先以食疗，食疗不愈，然后命药，十去其九。故善养生者，谨先行之，摄生之法，岂不为有裕矣。"宋代陈直认为"主身者神，养气者精，益精者气，资气者食。食者生民之天，活人之本。故饮食进则谷气充，谷气充则气血盛，气血盛则筋力强……若有疾患，且先食药之法，审其疾状，以食疗之，食疗未愈，然后命药，贵不伤其脏腑也。"在历史发展的进程中，勤劳的中国人民在几千年的漫长岁月中同疾病不断斗争的进程中，发现了食物本身存在一定的治疗作用，羹方则是其中之一。羹方是人类对食物的一种处理方式，羹疗则是食疗之一，对于疾病的预防与治疗起重要的作用。

羹疗在中医理论的指导之下，依据药物和食材各自不同的性味、功效，将辨证论治和辨病论治有机结合，针对不同的疾病和症状以达到预防、治疗疾病以及养生康复的目的。羹疗之学，起源较早，在古代医学著作中有羹法治疗疾病的论述，并有一些散在于医学论述和美食家著述中的羹疗方亦为数可观。历代不少医家也将"羹"作为一种治疗疾病的形式进行发挥。对于未病者，可达到预防保健、延年益寿的作用；对于已病者，在一定程度上起到治疗作用。羹疗是我国传统医学的重要组成部分，是祖国医学的瑰宝。在悠久的历史进程中，羹疗在人们的日常生活中做出了重要的贡献。羹方简单而容易操作，若能正确运用羹方，可以有效地调节机体阴阳，达到平衡，既有助于促进身体疾病的痊愈，又可增强人体的体质或免疫系统的抗病能力。

第一节 内 科

一、咳嗽

咳嗽是指外感或内伤等因素，导致肺失宣肃，肺气上逆，冲击气道，发出咳声或伴咯痰为临床特征的一种病证。历代将有声无痰称为咳，有痰无声称为嗽，有痰有声谓之咳嗽。临床上多为痰声并见，很难截然分开，故以咳嗽并称。

【病因病机】

咳嗽分外感咳嗽与内伤咳嗽，外感咳嗽病因为外感六淫之邪；内伤咳嗽病因为饮食、情志等内伤因素致脏腑功能失调，内生病邪。外感咳嗽与内伤咳嗽，均是病邪引起肺气不清失于宣肃，迫气上逆而作咳。

1. 外感病因由于气候突变或调摄失宜，外感六淫从口鼻或皮毛侵入，使肺气被束，肺失肃降，《河间六书·咳嗽论》谓："寒、暑、湿、燥、风、火六气，皆令人咳嗽"即是此意。由于四时主气不同，因而人体所感受的致病外邪亦有区别。风为六淫之首，其他外邪多随风邪侵袭人体，所以外感咳嗽常以风为先导，或挟寒，或挟热，或挟燥，其中尤以风邪挟寒者居多。

2. 内伤病因包括饮食、情志及肺脏自病。饮食不当，嗜烟好酒，内生火热，熏灼肺胃，灼津生痰；或生冷不节，肥甘厚味，损伤脾胃，致痰浊内生，上干于肺，阻塞气道，致肺气上逆而作咳。情志刺激，肝失调达，气郁化火，气火循经上逆犯肺，致肺失肃降而作咳。肺脏自病者，常由肺系疾病日久，迁延不愈，耗气伤阴，肺不能主气，肃降无权而肺气上逆作咳；或肺气虚不能布津而成痰，肺阴虚而虚火灼津为痰，痰浊阻滞，肺气不降而上逆作咳。

羹方治疗常见类型主要为以下几种：

风寒袭肺

症状：咳声重浊，气急，喉痒，咯痰稀薄色白，常伴鼻塞，流清涕，头痛，肢体酸楚，恶寒发热，无汗等表证，舌苔薄白，脉浮或浮紧。

治法：疏风散寒，宣肺止咳。

选方：姜梨羹。

组成：生姜、白梨、白蜜各适量。

肺阴亏耗

症状：干咳，咳声短促，痰少粘白，或痰中带血丝，或声音逐渐嘶哑，口干咽燥，常伴有午后潮热，手足心热，夜寐盗汗，口干，舌质红少苔，或舌上少津，脉细数。

治法：滋阴润肺，化痰止咳。

选方：参银鸡蛋羹。

组成：银耳 15g，北沙参 15g，鸡蛋 1 颗，白糖 50g。

痰热郁肺

症状：咳嗽气息急促，或喉中有痰声，痰多稠粘或为黄痰，咳吐不爽，或痰有热腥味，或咳吐血腥，胸胁胀满，或咳引胸痛，面赤，或有身热，口干欲饮，舌苔薄黄腻，舌质红，脉滑数。

治法：清热肃肺，化痰止咳。

选方：车前子叶羹。

组成：车前子叶 500 克，葱白 5 茎，粳米 50 克。

肝火犯肺

症状：上气咳逆阵作，咳时面赤，常感痰滞咽喉，咯之难出，量少质粘，或痰如絮状，咳引胸胁胀痛，咽干口苦。症状可随情绪波动而增减。舌红或舌边尖红，舌苔薄黄少津，脉弦数。

治法：清肝泻火，化痰止咳。

选方：海蜇羹。

组成：对虾、海蜇、石决明，鸡肉适量。

二、喘

喘病是指由于外感或内伤，导致肺失宣降，肺气上逆或气无所主，肾失摄纳，以致呼吸困难，甚则张口抬肩，鼻翼翕动，不能平卧等为主要临床特征的一种病症。严重者可由喘致脱出现喘脱之危重证候。

【病因病机】

喘病的病因很复杂，外邪侵袭、饮食不当、情志失调、劳欲久病等均可成为喘病的病因，引起肺失宣降，肺气上逆或气无所主，肾失摄纳便成为喘病。

1. 外邪侵袭：外感风寒或风热之邪，未能及时表散，邪蕴于肺，壅阻肺气，肺气不得宣降，因而上逆作喘。

2. 饮食不当：恣食生冷、肥甘，或嗜酒伤中，脾失健运，痰浊内生；或急慢性疾患影响于肺，致肺气受阻，气津失布，津凝痰生，痰浊内蕴，上阻肺气，肃降失常，发为喘促。

3. 情志失调：捎怀不遂，忧思气结，肝失调达，气失疏泄，肺气痹阻，或郁怒伤肝，肝气上逆于肺，肺气不得肃降，升多降少，气逆而喘。

4. 劳欲久病：肺系久病，咳伤肺气，或久病脾气虚弱，肺失充养，肺之气阴不足，以致气失所主而喘促。若久病迁延，由肺及肾，或劳欲伤肾，精气内夺，肺之气阴亏耗，不能下荫于肾，肾之真元伤损，根本不固，则气失摄纳，上出于肺，出多人少，逆气上奔为喘。

喘病的病理性质有虚实两类。实喘在肺，为外邪、痰浊、肝郁气逆，肺壅邪气而宣降不利；虚喘当责之肺、肾两脏，因精气不足，气阴亏耗而致肺不主气，肾不纳气。故喘病的基本病机是气机的升降出纳失常，"在肺为实，在肾为虚"。

羹方治疗常见类型主要为以下几种：

痰热遏肺

症状：喘咳气涌，胸部胀痛，痰多黏稠色黄，或夹血色，伴胸中烦热，面红身热，汗出口渴喜冷饮，咽干，尿赤，或大便秘结，苔黄或腻，脉滑数。

治法：清泄痰热。

选方：海蜇羹。

组成：对虾、海蜇、石决明，鸡肉适量。

脾肺气虚

症状：喘促短气，气怯声低，喉有鼾声，咳声低弱，痰吐稀薄，自汗畏风，食少便溏，舌质淡红，脉软弱。

治法：补肺益气。

选方：山药羹。

组成：山药适量。

三、失眠

失眠是由于情志、饮食内伤，病后及年迈，禀赋不足，心虚胆怯等病因，引起心神失养或心神不安，从而导致经常不能获得正常睡眠为特征的一类病证。主要表现为睡眠时间、深度的不足以及不能消除疲劳、恢复体力与精力，轻者入睡困难，或寐而不酣，时寐时醒，或醒后不能再寐，重则彻夜不寐。

【病因病机】

1. 情志所伤或由情志不遂，肝气郁结，肝郁化火，邪火扰动心神，心神不安而不寐。或由五志过极，心火内炽，心神扰动而不寐。或由思虑太过，损伤心脾，心血暗耗，神不守舍，脾虚生化乏源，营血亏虚，不能奉养心神，即《类证治裁·不寐》曰："思虑伤脾，脾血亏损，经年不寐。"

2. 饮食不节脾胃受损，宿食停滞，壅遏于中，胃气失和，阳气浮越于外而卧寐不安，如《张氏医通·不得卧》云："脉滑数有力不得卧者，中有宿滞痰火，此为胃不和则卧不安也。"或由过食肥甘厚味，酿生痰热，扰动心神而不眠。或由饮食不节，脾胃受伤，脾失健运，气血生化不足，心血不足，心失所养而失眠。

3. 病后、年迈久病血虚，产后失血，年迈血少等，引起心血不足，心失所养，心神不安而不寐。正如《景岳全书·不寐》所说："无邪而不寐者，必营气之不足也，营主血，血虚则无以养心，心虚则神不守舍。"

4. 禀赋不足，心虚胆怯素体阴盛，兼因房劳过度，肾阴耗伤，不能上奉于心，水火不济，心火独亢；或肝肾阴虚，肝阳偏亢，火盛神动，心肾失交而神志不宁。如《景岳全书·不寐》所说："真阴精血不足，阴阳不交，而神有不安其室耳。"亦有因心虚胆怯，暴受惊恐，神魂不安，以致夜不能寐或寐而不酣，如《杂病源流犀烛·不寐多寐源流》所说："有心胆惧怯，触事易惊，梦多不祥，虚烦不寐者。"

羹方治疗常见类型主要为以下几种：

胃气失和

症状：不寐，脘腹胀满，胸闷嗳气，嗳腐吞酸，或见恶心呕吐，大便不爽，舌苔腻，脉滑。

治法：和胃化滞，宁心安神。

选方：山楂羹。

组成：山楂30g，冰糖30g，糯米粉50g，鸡蛋1个。

阴虚火旺

症状：心烦不寐，心悸不安，腰酸足软，伴头晕，耳鸣，健忘，遗精，口干津少，五心烦热，舌红少苔，脉细而数。

治法：滋阴降火，清心安神。

选方：银耳蛋羹。

组成：银耳5g，鸡蛋1枚，白糖50g，猪油适量。

四、胃痛

胃痛是由于胃气阻滞，胃络瘀阻，胃失所养，不通则痛导致的以上腹胃脘部发生疼痛为主症的一种脾胃肠病证。

【病因病机】

胃痛的病因主要为外感寒邪，饮食所伤，情志不遂，脾胃虚弱等。

1. 寒邪客胃：寒属阴邪，其性凝滞收引。胃脘上部以口与外界相通，气候寒冷，寒邪由口吸入，或脘腹受凉，寒邪直中，内客于胃，或服药苦寒太过，或寒食伤中，致使寒凝气滞，胃气失和，胃气阻滞，不通则痛。正如《素问·举痛论篇》所说："寒气客于肠胃之间，膜原之下，血不得散，小络急引，故痛。"

2. 饮食伤胃：胃主受纳腐熟水谷，其气以和降为顺，故胃痛的发生与饮食不节关系最为密切。若饮食不节，暴饮暴食，损伤脾胃，饮食停滞，致使胃气失和，胃中气机阻滞，不通则痛；或五味过极，辛辣无度，或恣食肥甘厚味，或饮酒如浆，则伤脾碍胃，蕴湿生热，阻滞气机，以致胃气阻滞，不通则痛，皆可导致胃痛。故《素问·痹论篇》曰："饮食自倍，肠胃乃伤。"《医学正传·胃脘痛》曰："初致病之由，多因纵恣口腹，喜好辛酸，恣饮热酒煎爆，复餐寒凉生冷，朝伤暮损，日积月深，……故胃脘疼痛。"

3. 肝气犯胃：脾胃的受纳运化，中焦气机的升降，有赖于肝之疏泄，《素问·宝命全形论篇》所说的"土得木而达"即是这个意思。所以病理上就会出现木旺克土，或土虚木乘之变。忧思恼怒，情志不遂，肝失疏泄，肝郁气滞，横逆犯胃，以致胃气失和，胃气阻滞，即可发为胃痛。所以《杂病源流犀烛·胃病源流》谓："胃痛，邪干胃脘病也。……唯肝气相乘为尤甚，以木性暴，且正克也。"肝郁日久，又可化火生热，邪热犯胃，导致肝胃郁热而痛。

若肝失疏泄，气机不畅，血行瘀滞，又可形成血瘀，兼见瘀血胃痛。胆与肝相表里，皆属木。胆之通降，有助于脾之运化及胃之和降。《灵枢·四时气》曰："邪在胆，逆在胃。"若胆病失于疏泄，胆腑通降失常，胆气不降，逆行犯胃，致胃气失和，肝胆胃气机阻滞，也可发生胃痛。

4. 脾胃虚弱：脾与胃相表里，同居中焦，共奏受纳运化水谷之功。脾气主升，胃气主降，胃之受纳腐熟，赖脾之运化升清，所以胃病常累及于脾，脾病常累及于胃。若素体不足，或劳倦过度，或饮食所伤，或过服寒凉药物，或久病脾胃受损，均可引起脾胃虚弱，中焦虚寒，致使胃失温养，发生胃痛。若是热病伤阴，或胃热火郁，灼伤胃阴，或久服香燥理气之品，耗伤胃阴，胃失濡养，也可引起胃痛。肾为先天之本，阴阳之根，脾胃之阳，全赖肾阳之温煦；脾胃之阴，全赖肾阴之滋养。若肾阳不足，火不暖土，可致脾阳虚，而成脾肾阳虚，胃失温养之胃痛；若肾阴亏虚，肾水不能上济胃阴，可致胃阴虚，而成胃肾阴虚。

此外，若气滞日久，血行瘀滞，或久痛入络，胃络受阻，或胃出血后，离经之血未除，以致瘀血内停，胃络阻滞不通，均可引起瘀血胃痛。《临证指南医案·胃脘痛》早已有关于这种病机的论述："胃痛久而屡发，必有凝痰聚瘀。"若脾阳不足，失于健运，湿邪内生，聚湿成痰成饮，蓄留胃脘，又可致痰饮胃痛。

羹方治疗常见类型主要为以下几种：

寒邪客胃

症状：胃痛暴作，甚则拘急作痛，得热痛减，遇寒痛增，口淡不渴，或喜热饮，苔薄白，脉弦紧。

治法：温胃散寒，理气止痛。

选方：姜橘椒鱼羹。

组成：生姜 30 克，橘皮 10 克，胡椒 3 克，鲜鲫鱼 1 尾，食盐适量。

脾胃虚寒

症状：胃痛隐隐，绵绵不休，冷痛不适，喜温喜按，空腹痛甚，得食则缓，劳累或食冷或受凉后疼痛发作或加重，泛吐清水，食少，神疲乏力，手足不温，大便溏薄，舌淡苔白，脉虚弱。

治法：温中健脾，和胃止痛。

选方：羊肚羹。

组成：羊肚 1 具，粳米 50g，葱白数茎，豆豉适量，花椒 30 粒，生姜 6g。

肝胃郁热

症状：胃脘灼痛，痛势急迫，喜冷恶热，得凉则舒，心烦易怒，泛酸嘈杂，口干口苦，舌红少苔，脉弦数。

治法：疏肝理气，泄热和中。

选方：菊花羹。

组成：鲜菊花 50g，冰糖 30g，糯米粉 50g，鸡蛋 1 个。

瘀血停滞

症状：胃脘疼痛，痛如针刺刀割，痛有定处，按之痛甚，食后加剧，入夜尤甚，或见吐血、黑便，舌质紫暗或有瘀斑，脉涩。

治法：活血化瘀，理气止痛。

选方：藕汁鸡蛋羹。

组成：鸡蛋1个，鲜藕250g，田七末3g。

饮食停滞

症状：暴饮暴食后，胃脘疼痛，胀满不消，疼痛拒按，得食更甚，嗳腐吞酸，或呕吐不消化食物，其味腐臭，吐后痛减，不思饮食或厌食，大便不爽，得矢气及便后稍舒，舌苔厚腻，脉滑有力。

治法：消食导滞，和胃止痛。

选方：山楂羹。

组成：山楂30g，冰糖30g，糯米粉50g，鸡蛋1个。

五、腹痛

腹痛是指胃脘以下，耻骨毛际以上部位发生疼痛为主要表现的一种脾胃肠病证。多种原因导致脏腑气机不利，经脉气血阻滞，脏腑经络失养，皆可引起腹痛。

腹内有肝、胆、脾、肾、大肠、小肠、膀胱等诸多脏腑，并且是足三阴、足少阳、手阳明、足阳明、冲、任、带等诸多经脉循行之处。因此，腹痛的病因病机也比较复杂。凡外邪入侵，饮食所伤，情志失调，跌仆损伤，以及气血不足，阳气虚弱等原因，引起腹部脏腑气机不利，经脉气血阻滞，脏腑经络失养，均可发生腹痛。

【病因病机】

1. 外邪入侵：六淫外邪，侵入腹中，可引起腹痛。伤于风寒，则寒凝气滞，导致脏腑经脉气机阻滞，不通则痛。因寒性收引，故寒邪外袭，最易引起腹痛。如《素问·举痛论篇》曰："寒气客于肠胃，厥逆上出，故痛而呕也。寒气客于小肠，小肠不得成聚，故后泄腹痛矣。"若伤于暑热，外感湿热，或寒邪不解，郁久化热，热结于肠，腑气不通，气机阻滞，也可发为腹痛。

2. 饮食所伤：饮食不节，暴饮暴食，损伤脾胃，饮食停滞；恣食肥甘厚腻辛辣，酿生湿热，蕴蓄肠胃；误食馊腐，饮食不洁，或过食生冷，致寒湿内停等，均可损伤脾胃，腑气通降不利，气机阻滞，而发生腹痛。如《素问·痹论篇》曰："饮食自倍，肠胃乃伤。"

3. 情志失调：抑郁恼怒，肝失条达，气机不畅；或忧思伤脾，或肝郁克脾，肝脾不和，气机不利，均可引起脏腑经络气血郁滞，引起腹痛。如《证治汇补·腹痛》谓："暴触怒气，则两胁先痛而后入腹。"若气滞日久，还可致血行不畅，形成气滞血瘀腹痛。

4. 瘀血内阻：跌仆损伤，络脉瘀阻，或腹部手术，血络受损，或气滞日久，血行不畅，或腹部脏腑经络疾病迁延不愈，久病入络，皆可导致瘀血内阻，而成腹痛。《血证论·瘀血》云："瘀血在中焦，则腹痛胁痛；瘀血在下焦，则季胁、少腹胀满刺痛，大便色黑。"

5. 阳气虚弱：素体脾阳不足，或过服寒凉，损伤脾阳，内寒自生，渐至脾阳虚衰，气血不足，或肾阳素虚，或久病伤及肾阳，而致肾阳虚衰，均可致脏腑经络失养，阴寒内生，寒阻气滞而生腹痛。正如《诸病源候论·久腹痛》所说："久腹痛者，脏腑虚而有寒，客于腹内，连滞不歇，发作有时。发则肠鸣而腹绞痛，谓之寒中。"

羹方治疗常见类型主要为以下几种：

寒邪内阻

症状：腹痛急起，剧烈拘急，得温痛减，遇寒尤甚，恶寒身蜷，手足不温，口淡不渴，小便清长，大便自可，苔薄白，脉沉紧。

治法：温里散寒，理气止痛。

选方：姜橘椒鱼羹。

组成：生姜 30 克，橘皮 10 克，胡椒 3 克，鲜鲫鱼 1 尾，食盐适量。

湿热积滞

症状：腹部胀痛，痞满拒按，得热痛增，遇冷则减，胸闷不舒，烦渴喜冷饮，大便秘结，或溏滞不爽，身热自汗，小便短赤，苔黄燥或黄腻，脉滑数。

治法：通腑泄热，行气导滞。

选方：马齿苋羹。

组成：马齿苋菜适量。

饮食停滞

症状：脘腹胀痛，疼痛拒按，嗳腐吞酸，厌食，痛而欲泻，泻后痛减，粪便奇臭，或大便秘结，舌苔厚腻，脉滑。多有伤食史。

治法：消食导滞。

选方：山楂羹。

组成：山楂 30g，冰糖 30g，糯米粉 50g，鸡蛋 1 个。

瘀血阻滞

症状：腹痛如锥如刺，痛势较剧，腹内或有结块，痛处固定而拒按，经久不愈，舌质紫暗或有瘀斑，脉细涩。

治法：活血化瘀，理气止痛。

选方：三七藕蛋羹。

组成：三七末 5g，藕汁 1 小杯，鸡蛋 1 个，食盐、素油各适量。

中虚脏寒

症状：腹痛绵绵，时作时止，痛时喜按，喜热恶冷，得温则舒，饥饿劳累后加重，得食或休息后减轻，神疲乏力，气短懒言，形寒肢冷，胃纳不佳，大便溏薄，面色不华，舌质淡，苔薄白，脉沉细。

治法：温中补虚，缓急止痛。

选方：羊肉羹。

组成：羊肉250g，细萝卜1个，草果3g，陈皮3g，高良姜3g，荜茇3g，胡椒粉3g，葱白3茎，盐适量。

六、呕吐

呕吐是由于胃失和降、胃气上逆所致的以饮食、痰涎等胃内之物从胃中上涌，自口而出为临床特征的一种病证。对呕吐的释名，前人有两说：一说认为有物有声谓之呕，有物无声谓之吐，无物有声谓之干呕；另一说认为呕以声响名，吐以吐物言，有声无物曰呕，有物无声曰吐，有声有物曰呕吐。呕与吐常同时发生，很难截然分开，因此无细分的必要，故近世多并称为呕吐。

呕吐的病因是多方面的，且常相互影响，兼杂致病，如外邪可以伤脾，气滞可致食停，脾虚可以成饮等。呕吐的病机无外乎虚实两大类，实者由外邪、饮食、痰饮、气郁等邪气犯胃，致胃失和降，胃气上逆而发；虚者由气虚、阳虚、阴虚等正气不足，使胃失温养、濡润，胃失和降，胃气上逆所致。一般来说，初病多实，日久损伤脾胃，中气不足，可由实转虚；脾胃素虚，复为饮食所伤，或成痰生饮，则因虚致实，出现虚实并见的复杂病机。但无论邪气犯胃，或脾胃虚弱，发生呕吐的基本病机都在于胃失和降，胃气上逆。《济生方·呕吐》云："若脾胃无所伤，则无呕吐之患。"《温病条辨·中焦篇》也谓："胃阳不伤不吐。"呕吐的病位在胃，与肝脾有密切的关系。

羹方治疗常见类型主要为以下几种：

饮食停滞

症状：呕吐物酸腐，脘腹胀满拒按，嗳气厌食，得食更甚，吐后反快，大便或溏或结，气味臭秽，苔厚腻，脉滑实。

治法：消食化滞，和胃降逆。

选方：山楂羹。

组成：山楂30g，冰糖30g，糯米粉50g，鸡蛋1个。

脾胃虚弱

症状：饮食稍有不慎，或稍有劳倦，即易呕吐，时作时止，胃纳不佳，脘腹痞闷，口淡不渴，面白少华，倦怠乏力，舌质淡，苔薄白，脉濡弱。

治法：益气健脾，和胃降逆。

选方：莼羹方。

组成：莼菜 120 克，鲫鱼 120 克，陈橘皮 30 克，生姜 30 克，葱白 14 茎，羊骨500 克。

胃阴不足

症状：呕吐反复发作，但呕吐量不多，或仅吐唾涎沫，时作干呕，口燥咽干，胃中嘈杂，似饥而不欲食，舌红少津，脉细数。

治法：滋养胃阴，和胃降逆。

选方：百合莲子羹。

组成：百合、去芯莲子、白糖适量。

七、泄泻

泄泻是以大便次数增多，粪质稀薄，甚至泻出如水样为临床特征的一种脾胃肠病证。泄与泻在病情上有一定区别，粪出少而势缓，若漏泄之状者为泄；粪大出而势直无阻，若倾泻之状者为泻，然近代多泄、泻并称，统称为泄泻。

【病因病机】

致泻的病因是多方面的，主要有感受外邪，饮食所伤，情志失调，脾胃虚弱，命门火衰等等。这些病因导致脾虚湿盛，脾失健运，大小肠传化失常，升降失调，清浊不分，而成泄泻。

1. 感受外邪：引起泄泻的外邪以暑、湿、寒、热较为常见，其中又以感受湿邪致泄者最多。脾喜燥而恶湿，外来湿邪，最易困阻脾土，以致升降失调，清浊不分，水谷杂下而发生泄泻，故有"湿多成五泄"之说。寒邪和暑热之邪，虽然除了侵袭皮毛肺卫之外，亦能直接损伤脾胃肠，使其功能障碍，但若引起泄泻，必夹湿邪才能为患，即所谓"无湿不成泄"，故《杂病源流犀烛·泄泻源流》说："湿盛则飧泄，乃独由于湿耳。不知风寒热虚，虽皆能为病，苟脾强无湿，四者均不得而干之，何自成泄？是泄虽有风寒热虚之不同，要未有不源于湿者也。"

2. 饮食所伤：或饮食过量，停滞肠胃；或恣食肥甘，湿热内生；或过食生冷，寒邪伤中；或误食腐馊不洁，食伤脾胃肠，化生食滞、寒湿、湿热之邪，致运化失职，升降失调，清浊不分，而发生泄泻。正如《景岳全书·泄泻》所说："若饮食失节，起居不时，以致脾胃受伤，则水反为湿，谷反为滞，精华之气不能输化，乃至合污下降而泻痢作矣。"

3. 情志失调：烦恼郁怒，肝气不舒，横逆克脾，脾失健运，升降失调；或忧郁思虑，脾气不运，土虚木乘，升降失职；或素体脾虚，逢怒进食，更伤脾土，引起脾失健运，升降失调，清浊不分，而成泄泻。故《景岳全书·泄泻》曰："凡遇怒气便作泄泻者，必先以怒时夹食，致伤脾胃，故但有所犯，即随触而发，此肝脾二脏之病也。盖以肝木克土，脾气受伤而然。"

4. 脾胃虚弱：长期饮食不节，饥饱失调，或劳倦内伤，或久病体虚，或素体脾胃肠虚弱，使胃肠功能减退，不能受纳水谷，也不能运化精微，反聚水成湿，积谷为滞，致脾胃升降失司，清浊不分，混杂而下，遂成泄泻。如《景岳全书·泄泻》曰："泄泻之本，无不由于脾胃。"

5. 命门火衰：命门之火，助脾胃之运化以腐熟水谷。若年老体弱，肾气不足；或久病之后，肾阳受损；或房事无度，命门火衰，致脾失温煦，运化失职，水谷不化，升降失调，清浊不分，而成泄泻。且肾为胃之关，主司二便，若肾气不足，关门不利，则可发生大便滑泄、洞泄。如《景岳全书·泄泻》曰："肾为胃关，开窍于二阴，所以二便之开闭，皆肾脏之所主，今肾中阳气不足，则命门火衰，而阴寒独盛，故于子丑五更之后，当阳气未复，阴气盛极之时，即令人洞泄不止也。"

羹方治疗常见类型主要为以下几种：

伤食泄泻

症状：泻下稀便，臭如败卵，伴有不消化食物，脘腹胀满，腹痛肠鸣，泻后痛减，嗳腐酸臭，不思饮食，苔垢浊或厚腻，脉滑。

治法：消食导滞。

选方：山楂羹。

组成：山楂30g，冰糖30g，糯米粉50g，鸡蛋1个。

脾虚泄泻

症状：因稍进油腻食物或饮食稍多，大便次数即明显增多而发生泄泻，伴有不消化食物，大便时泻时溏，迁延反复，饮食减少，食后脘闷不舒，面色萎黄，神疲倦怠，舌淡苔白，脉细弱。·

治法：健脾益气，和胃渗湿。

选方：果羹。

组成：莲子，白扁豆，薏苡仁适量。

八、便秘

便秘是指由于大肠传导功能失常导致的以大便排出困难，排便时间或排便间隔时间延长为临床特征的一种大肠病证。

【病因病机】

便秘的病因是多方面的，其中主要的有外感寒热之邪，内伤饮食情志，病后体虚，阴阳气血不足等。本病病位在大肠，并与脾胃肺肝肾密切相关。脾虚传送无力，糟粕内停，致大肠传导功能失常，而成便秘；胃与肠相连，胃热炽盛，下传大肠，燔灼津液，大肠热盛，燥屎内结，可成便秘；肺与大肠相表里，肺之燥热下移大肠，则大肠传导功能失常，而成便秘；肝主疏泄气机，若肝气郁滞，则气滞不行，腑气不能畅通；肾主五液而司二便，若肾阴不足，则肠道失润，若肾阳不足则大肠失于温煦而传送无力，大便不通，均可导致便秘。其病因病机归纳起来，大致可分如下几个方面：

1. 肠胃积热：素体阳盛，或热病之后，余热留恋，或肺热肺燥，下移大肠，或过食醇酒厚味，或过食辛辣，或过服热药，均可致肠胃积热，耗伤津液，肠道干涩失润，粪质干燥，难于排出，形成所谓"热秘"。如《景岳全书·秘结》曰："阳结证，必因邪火有余，以致津液干燥。"

2. 气机郁滞：忧愁思虑，脾伤气结；或抑郁恼怒，肝郁气滞；或久坐少动，气机不利，均可导致腑气郁滞，通降失常，传导失职，糟粕内停，不得下行，或欲便不出，或出而不畅，或大便干结而成气秘。如《金匮翼·便秘》曰："气秘者，气内滞而物不行也。"

3. 阴寒积滞：恣食生冷，凝滞胃肠；或外感寒邪，直中肠胃；或过服寒凉，阴寒内结，均可导致阴寒内盛，凝滞胃肠，传导失常，糟粕不行，而成冷秘。如《金匮翼·便秘》曰："冷秘者，寒冷之气，横于肠胃，凝阴固结，阳气不行，津液不通。"

4. 气虚阳衰：饮食劳倦，脾胃受损；或素体虚弱，阳气不足；或年老体弱，气虚阳衰；或久病产后，正气未复；或过食生冷，损伤阳气；或苦寒攻伐，伤阳耗气，均可导致气虚阳衰，气虚则大肠传导无力，阳虚则肠道失于温煦，阴寒内结，便下无力，使排便时间延长，形成便秘。如《景岳全书·秘结》曰："凡下焦阳虚，则阳气不行，阳气不行则不能传送，而阴凝于下，此阳虚而阴结也。"

5. 阴亏血少：素体阴虚；津亏血少；或病后产后，阴血虚少；或失血夺汗，伤津亡血；或年高体弱，阴血亏虚；或过食辛香燥热，损耗阴血，均可导致阴亏血少，血虚则大肠不荣，阴亏则大肠干涩，肠道失润，大便干结，便下困难，而成便秘。如《医宗必读·大便不通》说："更有老年津液干枯，妇人产后亡血，及发汗利小便，病后血气未复，皆能秘结。"

羹方治疗常见类型主要为以下几种：

气虚

症状：粪质并不干硬，也有便意，但临厕排便困难，需努挣方出，挣得汗出短气，便后乏力，体质虚弱，面白神疲，肢倦懒言，舌淡苔白，脉弱。

治法：补气润肠。

选方：银耳枣羹。

组成：银耳 5g，冰糖 25g，大枣 10 个。

血虚

症状：大便干结，排出困难，面色无华，心悸气短，健忘，口唇色淡，脉细。

治法：养血润肠。

选方：葵菜血脏羹。

组成：葵菜 120g，猪血 200g，食盐 3g，猪油少许。

阴虚

症状：大便干结，如羊屎状，形体消瘦，头晕耳鸣，心烦失眠，潮热盗汗，腰酸膝软；舌红少苔，脉细数。

治法：滋阴润肠通便。

选方：胡麻羹。

组成：芝麻 3000 克，洋葱 1000 克，白米 60 克。

九、黄疸

黄疸是由于感受湿热疫毒等外邪，导致湿浊阻滞，脾胃肝胆功能失调，胆液不循常道，随血泛溢引起的以目黄、身黄、尿黄为主要临床表现的一种肝胆病证。

【病因病机】

黄疸的病因主要有外感时邪，饮食所伤，脾胃虚弱及肝胆结石、积块瘀阻等，其发病往往是内外因相因为患。

1. 外感时邪：外感湿浊、湿热、疫毒等时邪自口而入，蕴结于中焦，脾胃运化失常，湿热熏蒸于脾胃，累及肝胆，以致肝失疏泄，胆液不循常道，随血泛溢，外溢肌肤，上注眼目，下流膀胱，使身目小便俱黄，而成黄疸。若疫毒较重者，则可伤及营血，内陷心包，发为急黄。

2. 饮食所伤：饥饱失常或嗜酒过度，皆能损伤脾胃，以致运化功能失职，湿浊内生，随脾胃阴阳盛衰或从热化或从寒化，熏蒸或阻滞于脾胃肝胆，致肝失疏泄，胆液不循常道，随血泛溢，浸淫肌肤而发黄。如《金匮要略·黄疸病脉证并治》曰："谷气不消，胃中苦浊，浊气下流，小便不通，……身体尽黄，名曰谷疸。"

3. 脾胃虚弱：素体脾胃虚弱，或劳倦过度，脾伤失运，气血亏虚，久之肝失所养，疏泄失职，而致胆液不循常道，随血泛溢，浸淫肌肤，发为黄疸。若素体脾阳不足，病后脾阳受伤，湿由内生而从寒化，寒湿阻滞中焦，胆液受阻，致胆液不循常道，随血泛溢，浸淫肌肤，也可发为黄疸。

此外，肝胆结石、积块瘀阻胆道，胆液不循常道，随血泛溢，也可引起黄疸。

羹方治疗常见类型主要为以下几种：

湿热兼表

症状：黄疸初起，目白睛微黄或不明显，小便黄，脘腹满闷，不思饮食，伴有恶寒发热，头身重痛，乏力，舌苔黄腻，脉浮弦或弦数。

治法：清热化湿，疏风解表。

选方：茵陈羹。

组成：茵陈适量。

热重于湿

症状：初起目白睛发黄，迅速至全身发黄，色泽鲜明，右胁疼痛而拒按，壮热口渴，口干口苦，恶心呕吐，脘腹胀满，大便秘结，小便赤黄、短少，舌红，苔黄腻或黄糙，脉弦滑或滑数。

治法：清热利湿，通腑化瘀。

选方：赤小豆羹。

组成：赤小豆150克，桑根白皮90克，白术60克，鲤鱼1500克。

湿重于热

症状：身目发黄如橘，无发热或身热不扬，右胁疼痛，脘闷腹胀，头重身困，嗜卧乏力，纳呆便溏，厌食油腻，恶心呕吐，口粘不渴，小便不利，舌苔厚腻微黄，脉濡缓或弦滑。

治法：健脾利湿，清热利胆。

选方：车前子叶羹。

组成：车前子叶500克，葱白5茎，粳米50克。

脾虚湿郁

症状：多见于黄疸久郁者。症见身目俱黄，黄色较淡而不鲜明，胁肋隐痛，食欲不振，肢体倦怠乏力，心悸气短，食少腹胀，大便溏薄，舌淡苔薄白，脉濡细。

治法：健脾益气，祛湿利胆。

选方：瓠叶羹。

组成：瓠叶2500克，羊肉1500克，葱1000克。

十、胁痛

胁痛是以胁肋部疼痛为主要表现的一种肝胆病证。胁，指侧胸部，为腋以下至第十二肋骨部位的统称。如《医宗金鉴·卷八十九》明确指出："其两侧自腋而下，至肋骨之尽处，统名曰胁。"《医方考·胁痛门》又谓："胁者，肝胆之区也。"且肝胆经脉布于两胁，故"胁"现代又指两侧下胸肋及肋缘部，肝胆胰所居之处。

【病因病机】

胁痛主要责之于肝胆。因为肝位居于胁下，其经脉循行两胁，胆附于肝，与肝呈表里关系，其脉亦循于两胁。肝为刚脏，主疏泄，性喜条达；主藏血，体阴而用阳。若情志不舒，饮食不节，久病耗伤，劳倦过度，或外感湿热等病因，累及于肝胆，导致气滞、血瘀、湿热蕴结，肝胆疏泄不利，或肝阴不足，络脉失养，即可引起胁痛。其具体病因病机分述如下：

1. 肝气郁结：若情志不舒，或抑郁，或暴怒气逆，均可导致肝脉不畅，肝气郁结，气机阻滞，不通则痛，发为胁痛。如《金匮翼·胁痛统论》说："肝郁胁痛者，悲哀恼怒，郁伤肝气。"肝气郁结胁痛，日久有化火、伤阴、血瘀之变。故《杂病源流犀烛·肝病源流》又说："气郁，由大怒气逆，或谋虑不决，皆令肝火动甚，以致肤胁肋痛。"

2. 瘀血阻络：气行则血行，气滞则血瘀。肝郁气滞可以及血，久则引起血行不畅而瘀血停留，或跌仆闪挫，恶血不化，均可致瘀血阻滞胁络，不通则痛，而成胁痛。故《临证指南医案·胁痛》曰："久病在络，气血皆窒。"《类证治裁·胁痛》谓："血瘀者，跌仆闪挫，恶血停留，按之痛甚。"

3. 湿热蕴结：外感湿热之邪，侵袭肝胆，或嗜食肥甘醇酒辛辣，损伤脾胃，脾失健运，生湿蕴热，内外之湿热，均可蕴结于肝胆，导致肝胆疏泄不利，气机阻滞，不通则痛，而成胁痛。《素问·刺热论篇》说："肝热病者……胁满痛。"《证治汇补·胁痛》也曾谓胁痛："至于湿热郁火，劳役房色而病者，间亦有之。"

4. 肝阴不足：素体肾虚，或久病耗伤，或劳欲过度，均可使精血亏损，导致水不涵木，肝阴不足，络脉失养，不荣则痛，而成胁痛。正如《金匮翼·胁痛统论》所说："肝虚者，肝阴虚也，阴虚则脉细急，肝之脉贯膈布胁肋，阴虚血燥则经脉失养而痛。"

羹方治疗常见类型主要为以下几种：

瘀血阻络

症状：胁肋刺痛，痛处固定而拒按，疼痛持续不已，入夜尤甚，或胁下有积块，或面色晦暗，舌质紫暗，脉沉弦。

治法：活血化瘀，理气通络。

选方：楂菊淡菜羹。

组成：淡菜50g，山楂30g，银花20g，菊花20g，味精2g，精盐1g，熟猪油30g，绍兴酒7g。

湿热蕴结

症状：胁肋胀痛，触痛明显而拒按，或引及肩背，伴有脘闷纳呆，恶心呕吐，厌食油腻，口干口苦，腹胀尿少，或有黄疸，舌苔黄腻，脉弦滑。

治法：清热利湿，理气通络。

选方：茵陈羹。

组成：茵陈适量。

肝阴不足

症状：胁肋隐痛，绵绵不已，遇劳加重，口干咽燥，两目干涩，心中烦热，头晕目眩，舌红少苔，脉弦细数。

选方：枸杞叶羹。

组成：枸杞叶150克，青蒿叶30克，葱白5茎。

十一、水肿

水肿是指因感受外邪，饮食失调，或劳倦过度等，使肺失宣降通调，脾失健运，肾失开合，膀胱气化失常，导致体内水液潴留，泛滥肌肤，以头面、眼睑、四肢、腹背，甚至全身浮肿为临床特征的一类病证。

【病因病机】

人体水液的运行，有赖于气的推动，即有赖于脾气的升化转输，肺气的宣降通调，心气的推动，肾气的蒸化开合。这些脏腑功能正常，则三焦发挥决渎作用，膀胱气化畅行，小便通利，可维持正常的水液代谢。反之，若因外感风寒湿热之邪，水湿浸渍，疮毒浸淫，饮食劳倦，久病体虚等导致上述脏腑功能失调，三焦决渎失司，膀胱气化不利，体内水液潴留，泛滥肌肤，即可发为水肿。

1. 风邪外袭，肺失通调：风邪外袭，内舍于肺，肺失宣降通调，上则津液不能宣发外达以营养肌肤，下则不能通调水道而将津液的代谢废物变化为尿，以致风遏水阻，风水相搏，水液潴留体内，泛滥肌肤，发为水肿。

2. 湿毒浸淫，内归肺脾：肺主皮毛，脾主肌肉。痈疡疮毒生于肌肤，未能清解而内归肺脾，脾伤不能升津，肺伤失于宣降，以致水液潴留体内，泛滥肌肤，发为水肿。《济生方·水肿》谓："又有年少，血热生疮，变为肿满，烦渴，小便少，此为热肿。"

3. 水湿浸渍，脾气受困：脾喜燥而恶湿。久居湿地，或冒雨涉水，水湿之气内侵；或平素饮食不节，过食生冷，均可使脾为湿困，而失其运化之职，致水湿停聚不行，潴留体内，泛滥肌肤，发为水肿。

4. 湿热内盛，三焦壅滞："三焦者，决渎之官，水道出焉。"湿热内侵，久羁不化；或湿郁化热，湿热内盛，使中焦脾胃失其升清降浊之能，三焦为之壅滞，水道不通，以致水液潴留体内，泛滥肌肤，发为水肿。

5. 饮食劳倦，伤及脾胃：饮食失调，或劳倦过度，或久病伤脾，脾气受损，运化失司，水液代谢失常，引起水液潴留体内，泛滥肌肤，而成水肿。

6. 肾气虚衰，气化失常："肾者水脏，主津液。"生育不节，房劳过度，或久病伤肾，以致肾气虚衰，不能化气行水，遂使膀胱气化失常，开合不利，引起水液潴留体内，泛滥肌肤，而成水肿。

羹方治疗常见类型主要为以下几种：

风水泛滥

症状：浮肿起于眼睑，继则四肢及全身皆肿，甚者眼睑浮肿，眼合不能开，来势迅速，多有恶寒发热，肢节酸痛，小便短少等症。偏于风热者，伴咽喉红肿疼痛，口渴，舌质红，脉浮滑数。偏于风寒者，兼恶寒无汗，头痛鼻塞，咳喘，舌苔薄白，脉浮滑或浮紧。如浮肿较甚，此型亦可见沉脉。

治法：疏风清热，宣肺行水。

选方：西瓜羹。

组成：大西瓜取四分之一，红皮蒜 3 头。

湿毒浸淫

症状：身发疮痍，甚则溃烂，或咽喉红肿，或乳蛾肿大疼痛，继则眼睑浮肿，延及全身，小便不利，恶风发热，舌质红，苔薄黄，脉浮数或滑数。

治法：宣肺解毒，利尿消肿。

选方：赤小豆羹。

组成：赤小豆 150 克，桑根白皮 90 克，白术 60 克，鲤鱼 1500 克。

脾阳虚衰

症状：身肿，腰以下为甚，按之凹陷不易恢复，脘腹胀闷，纳减便溏，食少，面色不华，神倦肢冷，小便短少，舌质淡，苔白腻或白滑，脉沉缓或沉弱。

治法：温阳健脾，化气利水。

选方：青鸭羹。

组成：青头鸭 1 只，草果 1 个，赤小豆 250 克。

十二、消渴

消渴病是由于先天禀赋不足，复因情志失调、饮食不节等原因所导致的以阴虚燥热为基本病机，以多尿、多饮、多食、乏力、消瘦，或尿有甜味为典型临床表现的一种疾病。

【病因病机】

1. 禀赋不足：早在春秋战国时代，即已认识到先天禀赋不足，是引起消渴病的重要内在因素。《灵枢·五变》说："五脏皆柔弱者，善病消瘅"，其中尤以阴虚体质最易罹患。

2. 饮食失节：长期过食肥甘，醇酒厚味，辛辣香燥，损伤脾胃，致脾胃运化失职，积热内蕴，化燥伤津，消谷耗液，发为消渴。《素问·奇病论》说："此肥美之所发也，此人必数食甘美而多肥也，肥者令人内热，甘者令人中满，故其气上溢，转为消渴。"

3. 情志失调：长期过度的精神刺激，如郁怒伤肝，肝气郁结，或劳心竭虑，营谋强思等，以致郁久化火，火热内燔，消灼肺胃阴津而发为消渴。正如《临证指南医案·三消》说："心境愁郁，内火自燃，乃消症大病。"

4. 劳欲过度：房事不节，劳欲过度，肾精亏损，虚火内生，则火因水竭愈烈，水因火烈而愈干，终致肾虚肺燥胃热俱现，发为消渴。如《外台秘要·消渴消中》说："房劳过度，致令肾气虚耗，下焦生热，热则肾燥，肾燥则渴。"

消渴病的病机主要在于阴津亏损，燥热偏盛，而以阴虚为本，燥热为标，两者互为因果，阴愈虚则燥热愈盛，燥热愈盛则阴愈虚。消渴病变的脏腑主要在肺、胃、肾，尤以肾为关键。

羹方治疗常见类型主要为以下几种：

胃热炽盛

症状：多食易饥，口渴，尿多，形体消瘦，大便干燥，苔黄，脉滑实有力。

治法：清胃泻火，养阴增液。

选方：鹌鸽羹。

组成：白鹌鸽1只，苏叶适量。

阴阳两虚

症状：小便频数，混浊如膏，甚至饮一溲一，面容憔悴，耳轮干枯，腰膝酸软，四肢欠温，畏寒肢冷，阳痿或月经不调，舌苔淡白而干，脉沉细无力。

治法：温阳滋阴，补肾固摄。

选方：鸽子羹。

组成：鸽子1只，鸡肉200g，烫熟青菜10g，鸡汤、精盐、胡椒粉、葱末各适量。

十三、淋证

淋证是指因饮食劳倦、湿热侵袭而致的以肾虚，膀胱湿热，气化失司为主要病机，以小便频急，滴沥不尽，尿道涩痛，小腹拘急，痛引腰腹为主要临床表现的一类病证。

【病因病机】

1. 膀胱湿热：多食辛热肥甘之品，或嗜酒过度，酿成湿热，下注膀胱，或下阴不洁，湿热秽浊毒邪侵入膀胱，酿成湿热，或肝胆湿热下注皆可使湿热蕴结下焦，膀胱气化不利，发为热淋；若灼伤脉络，迫血妄行，血随尿出，则发为血淋；若湿热久蕴，煎熬尿液，日积月累，结成砂石，则发为石淋；若湿热蕴结，膀胱气化不利，不能分清别浊，脂液随小便而出，则发为膏淋。

2. 肝郁气滞：恼怒伤肝，肝失疏泄，或气滞不会，郁于下焦，致肝气郁结，膀胱气化不利，发为气淋。

3. 脾肾亏虚：久淋不愈，湿热耗伤正气，或劳累过度，房事不节，或年老，久病，体弱，皆可致脾肾亏虚。脾虚而中气不足，气虚下陷，则发为气淋；若肾虚而下元不固，肾失固摄，不能制约脂液，脂液下注，随尿而出，则发为膏淋；若肾虚而阴虚火旺，火热灼伤脉络，血随尿出，则发为血淋；病久伤正，遇劳即发者，则为劳淋。

羹方治疗常见类型主要为以下几种：

热淋

症状：小便频急短涩，尿道灼热刺痛，尿色黄赤，少腹拘急胀痛，或有寒热，口苦，呕恶，或腰痛拒按，或有大便秘结，苔黄腻，脉滑数。

治法：清热解毒，利湿通淋。

选方：车前子叶羹。

组成：车前子叶 500 克，葱白 5 茎，粳米 50 克。

血淋

症状：实证表现为小便热涩刺痛，尿色深红，或夹有血块，疼痛满急加剧，或见心烦，舌苔黄，脉滑数。

治法：清热通淋，凉血止血。

选方：柿饼木耳羹。

组成：柿饼 50g，木耳 60g，糖、水淀粉各适量。

膏淋

症状：虚证表现为病久不已，反复发作，淋出如脂，小便涩痛反见减轻，但形体日渐消瘦，头昏无力，腰酸膝软，舌淡，苔腻，脉细弱无力。

治法：补虚固涩。

选方：薏苡羹。

组成：薏苡仁、羊肉适量，葱、豉少许。

劳淋

症状：小便不甚赤涩，但淋沥不已，时作时止，遇劳即发，腰酸膝软，神疲乏力，舌质淡，脉细弱。

治法：健脾益肾。

选方：生薯药羹。

组成：生山药 250 克，薤白 250 克。

十四、遗精

遗精是指因脾肾亏虚，精关不固，或火旺湿热，扰动精室所致的以不因性生活而精液频繁遗泄为临床特征的病证。本病发病因素比较复杂，主要有房事不节，先天不足，用心过度，思欲不遂，饮食不节，湿热侵袭等。有梦而遗精者，称为梦遗；无梦而遗精，甚至清醒时精液自出者，称为滑精。

【病因病机】

1. 君相火旺：劳心过度，心阴暗耗，心火偏亢，心火不能下交于肾，肾水不能上济于心，心肾不交，水亏火旺，扰动精室，发为遗精。《证治要诀·遗精》谓："有用心过度，心不摄肾，以致失精者。"《折肱漫录·遗精》说："梦遗之证，其因不同，……非必尽因色欲过度，以致滑泄。大半起于心肾不交，凡人用心太过则火亢于上，火亢则水不升而心肾不交。士子读书过劳，每有此病。"又心有妄想，情动于中，所欲不遂，心神不宁，君火偏亢，相火妄动，扰动精室，也可发为遗精。

2. 湿热痰火下注：饮食不节，醇酒厚味，损伤脾胃，酿湿生热，或蕴痰化火，湿热痰火流注于下；或湿热之邪侵袭下焦，湿热痰火扰动精室，发为遗精。《杂病源流犀烛·遗泄源说流》："有因脾胃湿热，气不化清，而分注膀胱者，亦混浊稠厚，阴火一动，精随而出，此则不待梦而自遗者。……有因饮酒厚味太过，痰火为殃者。"《明医杂著·梦遗滑精》云："梦遗滑精，……饮酒厚味，痰火湿热之人多有之。"

3. 劳伤心脾：素禀心脾亏虚，或劳心太过，或体劳太过，以致心脾亏虚，气不摄精，发为遗精。《景岳全书·遗精》谓："有因用心思索过度辄遗者，此中气有不足，心脾之虚陷也。"

4. 肾虚不固：先天不足，禀赋素亏；或青年早婚，房事过度；或少年无知，频犯手淫，导致肾精亏虚。若致肾气虚或肾阳虚，则下元虚惫，精关不固，而致滑精。故《景岳全书·遗隋》说："有素禀不足，而精易滑者，此先天元气之单薄也。"若肾阴亏虚，则阴虚而火旺，相火偏盛，扰动精室，精液自出，发为遗精。《医贯·梦遗并滑精论》说："肾之阴虚则精不藏，肝之阳强则火不秘，以不秘之火，加临不藏之精，有不梦，梦即泄矣。"《证治要诀·遗精》谓："有色欲太过，而滑泄不禁者。"

羹方治疗常见类型主要为以下几种：

劳伤心脾

症状：劳累则遗精，心悸不宁，失眠健忘，面色萎黄，四肢困倦，食少便溏，舌淡，苔薄白，脉细弱。

治法：调补心脾，益气摄精。

选方：莲肉羹。

组成：莲子肉、粳米各 200g，茯苓 60g，白糖 60g。

肾虚不固

症状：梦遗频作，甚至滑精，腰酸膝软，咽干，心烦，眩晕耳鸣，健忘失眠，低热颧赤，形瘦盗汗，发落齿摇，舌红少苔，脉细数。遗久滑精者，可兼见形寒肢冷，阳痿早泄，精冷，夜尿多或尿少浮肿，尿色清，或余沥不尽，面色㿠白或枯槁无华，舌淡嫩有齿痕，苔白滑，脉沉细。

治法：补肾益精，固涩止遗。

选方：羊肾苁蓉羹。

组成：羊肾 1 对，肉苁蓉 30 克。

湿热下注

症状：遗精频作，或有梦或无梦，或尿时有少量精液外流，小便热赤浑浊，或尿涩不爽，口苦或渴，心烦少寐，口舌生疮，大便溏臭，或见脘腹痞闷，恶心，苔黄腻，脉濡数。

治法：清热利湿。

选方：车前子叶羹。

组成：车前子叶 500 克，葱白 5 茎，粳米 50 克。

十五、阳痿

阳痿是指青壮年男子，由于虚损、惊恐、湿热等原因，致使宗筋失养而弛纵，引起阴茎痿弱不起，临房举而不坚，或坚而不能持久的一种病证。

【病因病机】

1. 命门火衰：房劳太过，或少年误犯手淫，或早婚，以致精气亏虚，命门火衰，发为阳痿，正如《景岳全书·阳痿》所说："凡男子阳痿不起，多由命门火衰，精气虚冷。"

2. 心脾受损：胃为水谷之海，气血之源。若忧愁思虑不解，饮食不调，损伤心脾，病及阳明冲脉，以致气血两虚，宗筋失养，而成阳痿。《景岳全书·阳痿》说："凡思虑焦劳忧郁太过者，多致阳痿。盖阴阳总宗筋之会，……若以忧思太过，抑损心脾，则病及阳明冲脉，……气血亏而阳道斯不振矣。"

3. 恐惧伤肾：大惊卒恐，惊则气乱，恐则伤肾，恐则气下，渐至阳道不振，举而不坚，导致阳痿。《景岳全书·阳痿》说："忽有惊恐，则阳道立痿，亦其验也。"

4. 肝郁不舒：肝主筋，阴器为宗筋之汇。若情志不遂，忧思郁怒，肝失疏泄条达，不能疏通血气而畅达前阴，则宗筋所聚无能，如《杂病源流犀烛·前阴后阴病源流》说："又有失志之人，抑郁伤肝，肝木不能疏达，亦致阴痿不起。"

5. 湿热下注：过食肥甘，伤脾碍胃，生湿蕴热，湿热下注，热则宗筋弛纵，阳事不兴，可导致阳痿，经所谓壮火食气是也。《明医杂著·男子阴痿》按语中谓："阴茎属肝之经络。盖肝者木也，如木得湛露则森立，遇酷热则萎悴。"

羹方治疗常见类型主要为以下几种：

命门火衰

症状：阳事不举，精薄清冷，阴囊阴茎冰凉冷缩，或局部冷湿，腰酸膝软，头晕耳鸣，畏寒肢冷，精神萎靡，面色㿠白，舌淡，苔薄白，脉沉细，右尺尤甚。

治法：温肾壮阳，滋肾填精。

选方：羊脊羹。

组成：白羊脊骨 1 具，粱米 30 克，羊肾 1 对，葱白 5 茎。

心脾受损

症状：阳事不举，精神不振，夜寐不安，健忘，胃纳不佳，面色少华，舌淡，苔薄白，脉细。

治法：补益心脾。

选方：鸽子羹。

组成：鸽子 1 只，鸡肉 200g，烫熟青菜 10g，鸡汤、精盐、胡椒粉、葱末各适量。

湿热下注

症状：阴茎痿软，阴囊湿痒臊臭，下肢酸困，小便黄赤，苔黄腻，脉濡数。

治法：清热利湿。

选方：车前子叶羹。

组成：车前子叶 500 克，葱白 5 茎，粳米 50 克。

十六、血证

凡由多种原因引起火热熏灼或气虚不摄，致使血液不循常道，或上溢于口鼻诸窍，或下泄于前后二阴，或渗出于肌肤所形成的疾患，统称为血证。也就是说，非生理性的出血性疾患，称为血证。在古代医籍中，亦称为血病或失血。

【病因病机】

血证是涉及多个脏腑组织，而临床又极为常见的一类病证。它既可以单独出现，又常伴见其他病证的过程中。

1. 感受外邪：外邪侵袭、损伤脉络而引起出血，其中以感受热邪所致者为多。如风、热、燥邪损伤上部脉络，则引起咳血、吐血；热邪或湿热损伤下部脉络，则引起便血。

2. 情志过极：忧思恼怒过度，肝气郁结化火，肝火上逆犯肺则引起咳血；肝火横逆犯胃则引起吐血。

3. 饮食不节：饮酒过多以及过食辛辣厚味，或滋生湿热，热伤脉络，引起吐血、便血；或损伤脾胃，脾胃虚衰，血失统摄，而引起吐血、便血。

4. 劳倦过度：心主神明，神劳伤心；脾主肌肉，体劳伤脾；肾主藏精，房劳伤肾。劳倦过度会导致心、脾、肾气阴的损伤。若损伤于气，则气虚不能摄血，以致血液外溢而形成吐血、便血。

5. 久病或热病之后：久病或热病导致血证的机理主要有三个方面：久病或热病使阴精伤耗，以致阴虚火旺，迫血妄行而致出血；久病或热病使正气亏损，气虚不摄，血溢脉外而致出血；久病入络，使血脉瘀阻，血行不畅，血不循经而致出血。

当各种原因导致脉络损伤或血液妄行时，就会引起血液溢出脉外而形成血证。正如《三因极一病证方论·失血叙论》说："夫血犹水也，水由地中行，百川皆理，则无壅决之虞。血之周流于人身荣、经、府、俞，外不为四气所伤，内不为七情所郁，自然顺适。万一微爽节宣，必致壅闭，故血不得循经流注，荣养百脉，或泣或散，或下而亡反，或逆而上溢，乃有吐、衄、便、利、汗、痰诸证生焉。"

常见的血症类型有咳血、吐血、便血等。

【咳血】

血由肺及气管外溢，经口而咳出，表现为痰中带血，或痰血相兼，或纯血鲜红，间夹泡沫，均称为咳血，亦称为嗽血或咯血。

燥热伤肺

症状：喉痒咳嗽，痰中带血，口干鼻燥，或有身热，舌质红，少津，苔薄黄，脉数。

治法：清热润肺，宁络止血。

选方：百合枇杷藕羹。

组成：百合 30g，枇杷 30g，鲜藕 30g，淀粉适量，白糖少许。

肝火犯肺

症状：咳嗽阵作，痰中带血或纯血鲜红，胸胁胀痛，烦躁易怒，口苦，舌质红，苔薄黄，脉弦数。

治法：清肝泻火，凉血止血。

选方：海蜇羹。

组成：对虾、海蜇、石决明，鸡肉适量。

阴虚肺热

症状：咳嗽痰少，痰中带血或反复咳血，血色鲜红，口干咽燥，颧红，潮热盗汗，舌质红，脉细数。

治法：滋阴润肺，宁络止血。

选方：银耳蛋羹。

组成：银耳 5g，鸡蛋 1 枚，白糖 50g，猪油适量。

【吐血】

血由胃来，经呕吐而出，血色红或紫黯，常夹有食物残渣，称为吐血，亦称为呕血。

吐血主要见于上消化道出血，其中以消化性溃疡出血及肝硬化所致的食管、胃底静脉曲张破裂最多见。其次见于食管炎，急慢性胃炎，胃粘膜脱垂症等，以及某些全身性疾病（如血液病、尿毒症、应激性溃疡）引起的出血。

胃热壅盛

症状：脘腹胀闷，甚则作痛，吐血色红或紫黯，常夹有食物残渣，口臭，便秘，大便色黑，舌质红，苔黄腻，脉滑数。

治法：清胃泻火，化瘀止血。

选方：三七藕蛋羹。

组成：三七末 5g，藕汁 1 小杯，鸡蛋 1 个，食盐、素油各适量。

肝火犯胃

症状：吐血色红或紫黯，口苦胁痛，心烦易怒，寐少梦多，舌质红绛，脉弦数。

治法：泻肝清胃，凉血止血。

选方：柿饼木耳羹。

组成：柿饼 50g，木耳 60g，糖、水淀粉各适量。

气虚血溢

症状：吐血缠绵不止，时轻时重，血色暗淡，神疲乏力，心悸气短，面色苍白，舌质淡，脉细弱。

治法：健脾养心，益气摄血。

选方：红枣藕粉羹。

组成：红枣 4 枚，冰糖 30g，藕粉 40g，鸡蛋 1 个。

【便血】

便血系胃肠脉络受损，出现血液随大便而下，或大便显柏油样为主要临床表现的病证。

便血均由胃肠之脉络受损所致。内科杂病的便血主要见于胃肠道的炎症、溃疡、肿瘤、息肉、憩室炎等。

气虚不摄

症状：便血色红或紫黯，食少，体倦，面色萎黄，心悸，少寐，舌质淡，脉细。

治法：益气摄血。

选方：獭肝羹。

组成：獭肝 1 副。

肠道湿热

症状：便血色红，大便不畅或稀溏，或有腹痛，口苦，舌质红，苔黄腻，脉濡数。

治法：清化湿热，凉血止血。

选方：萹竹叶羹。

组成：萹竹叶 250 克。

十七、虚劳

虚劳又称虚损，是由于禀赋薄弱、后天失养及外感内伤等多种原因引起的，以脏腑功能衰退，气血阴阳亏损，日久不复为主要病机，以五脏虚证为主要临床表现的多种慢性虚弱症候的总称。

【病因病机】

多种原因均可导致虚劳。《理虚元鉴·虚症有六因》所说的"有先天之因，有后天之因，有痘疹及病后之因，有外感之因，有境遇之因，有医药之因"，对引起虚劳的原因作了比较全面的归纳。多种病因作用于人体，引起脏腑气血阴阳的亏虚，日久不复而成为虚劳。结合临床所见，引起虚劳的病因病机主要有以下五个方面。

1. 禀赋薄弱：因虚致病多种虚劳证候的形成，都与禀赋薄弱，体质不强密切相关。或因父母体弱多病，年老体衰，或胎中失养，孕育不足，或生后喂养失当，水谷精气不充，均可导致禀赋薄弱。先天不足、禀赋薄弱之体，易于罹患疾病，并在病后易形成久病不复的状态，使脏腑气血阴阳亏虚日甚，而成为虚劳。

2. 烦劳过度：损伤五脏适当的劳作，包括脑力及体力的劳动，为人的正常生活以及保持健康所必需。但烦劳过度则有损健康，因劳致虚，日久而成虚劳。在烦劳过度中，以劳神过度及恣情纵欲较为多见。忧郁思虑，积思不解，所欲未遂等劳神过度，易使心失所养，脾失健运，心脾损伤，气血亏虚，久则形成虚劳。而早婚多育，房事不节，频犯手淫等，易使肾精亏虚，肾气不足，久则形成虚劳。

3. 饮食不节：损伤脾胃暴饮暴食，饥饱不调，嗜食偏食，营养不良，饮酒过度等原因，均会导致脾胃损伤，不能化生水谷精微，气血来源不充，脏腑经络失于濡养，日久形成虚劳。

4. 大病久病：失于调理大病之后，邪气过盛，脏气损伤，正气短时难以恢复，日久而成虚劳。久病而成虚劳者，随疾病性质的不同，损耗人体的气血阴阳各有侧重。如热病日久，则耗伤阴血；寒病日久，则伤气损阳；瘀血日久，则新血不生；或病后失于调理，正气难复，均可演变为虚劳。

5. 误治失治：损耗精气由于辨证诊断有误，或选用药物不当，以致精气损伤。若多次失误，既延误疾病的治疗，又使阴精或阳气受损难复，从而导致虚劳。在现今的临床实践中，也有过用某些化学药物或接触有害物质（如放射线）过多，使阴精及气血受损，而形成虚劳者。

羹方治疗常见类型主要为以下几种：

肺气虚

症状：短气自汗，声音低怯，时寒时热，平素易于感冒，面白，舌质淡，脉弱。

治法：补益肺气。

选方：肺羹。

组成：猪肺适量。

心气虚

症状：心悸，气短，劳则尤甚，神疲体倦，自汗，舌质淡，脉弱。

治法：益气养心。

选方：猪心羹。

组成：猪心 1 枚，枸杞菜 250 克，葱白 5 茎。

肾气虚

症状：神疲乏力，腰膝酸软，小便频数而清，白带清稀，舌质淡，脉弱。

治法：益气补肾。

选方：羊肾羹。

组成：黄芪 15 克，羊肾 1 只，杜仲 15 克，磁石 150 克，肉苁蓉 30 克，粳米 30 克。

脾气虚

症状：饮食减少，食后胃脘不舒，倦怠乏力，大便溏薄，面色萎黄，舌淡苔薄，脉弱。

治法：健脾益气。

选方：调和大补羹。

组成：大米、小米、糯米、苡仁米、莲肉、芡实、山药、白茯苓各等分，白糖少许。

心血虚

症状：心悸怔忡，健忘，失眠，多梦，面色不华，舌质淡，脉细或结代。

治法：养血宁心。

选方：红枣藕粉羹。

组成：红枣 4 枚，冰糖 30g，藕粉 40g，鸡蛋 1 个。

脾血虚

症状：体倦乏力，纳差食少，心悸气短，健忘，失眠，面色萎黄，舌质淡，苔白薄，脉细缓。

治法：补脾养血。

选方：当归羊肉羹。

组成：当归 15g，黄芪 45g，党参 30g，羊肉 500g，生姜 9g，绍酒 20g，大葱，味精少许。

肺阴虚

症状：干咳，咽燥，甚或失音，咯血，潮热，盗汗，面色潮红，舌红少津，脉细数。

治法：养阴润肺。

选方：百合枇杷藕羹。

组成：百合 30g，枇杷 30g，鲜藕 30g，淀粉适量，白糖少许。

脾胃阴虚

症状：口干唇燥，不思饮食，大便燥结，甚则干呕，呃逆，面色潮红，舌干，苔少或无苔，脉细数。

治法：养阴和胃。

选方：参银鸡蛋羹。

组成：银耳 15g，北沙参 15g，鸡蛋 1 颗，白糖 50g。

肾阴虚

症状：腰酸，遗精，两足痿弱，眩晕，耳鸣，甚则耳聋，口干，咽痛，颧红，舌红，少津，脉沉细。

治法：滋补肾阴。

选方：杜杞脊髓羹。

组成：杜仲15克，枸杞30克，猪脊髓100克。

脾阳虚

症状：面色萎黄，食少，形寒，神倦乏力，少气懒言，大便溏薄，肠鸣腹痛，每因受寒或饮食不慎而加剧，舌质淡，苔白，脉弱。

治法：温中健脾。

选方：鲫鱼羹。

组成：荜茇10克，缩砂仁10克，陈皮10克，大鲫鱼1000克，大蒜2头，胡椒10克，葱、食盐、酱油、泡辣椒、菜油各适量。

肾阳虚

症状：腰背酸痛，遗精，阳痿，多尿或不禁，面色苍白，畏寒肢冷，下利清谷或五更腹泻，舌质淡胖，有齿痕，苔白，脉沉迟。

治法：温补肾阳。

选方：鹿茸蛋羹。

组成：鹿茸0.3克，鸡蛋1枚。

十八、瘿病

瘿病是由于情志内伤，饮食及水土失宜等因素引起的，以致气滞、痰凝、血瘀壅结颈前为基本病机，以颈前喉结两旁结块肿大为主要临床特征的一类疾病。

【病因病机】

瘿病的病因主要是情志内伤和饮食及水土失宜，但也与体质因素有密切关系。

1. 情志内伤：由于长期忿郁恼怒或忧思郁虑，使气机郁滞、肝气失于条达。津液的正常循行及输布均有赖气的统帅。气机郁滞，则津液易于凝聚成痰。气滞痰凝，壅结颈前，则形成瘿病，其消长常与情志有关。痰气凝滞日久，使气血的运行也受到障碍而产生血行瘀滞，则可致瘿肿较硬或有结节。

2. 饮食及水土失宜：饮食失调，或居住在高山地区，水土失宜，一则影响脾胃的功能，使脾失健运，不能运化水湿，聚而生痰；二则影响气血的正常运行，痰气瘀结颈前则发为瘿病。在古代瘿病的分类名称中即有泥瘿、土瘿之名。

3，体质因素：妇女的经、孕、产、乳等生理特点与肝经气血有密切关系，遇有情志、饮食等致病因素，常引起气郁痰结、气滞血瘀及肝郁化火等病理变化，故女性易患瘿病。另外，素体阴虚之人，痰气郁结之后易于化火，更加伤阴，易使病情缠绵。

羹方治疗常见类型主要为以下几种：

痰结血瘀

症状：颈前出现肿块，按之较硬或有结节，肿块经久未消，胸闷，纳差，苔薄白或白腻，脉弦或涩。

治法：理气活血，化痰消瘿。

选方：十远羹。

组成：石耳、石发、石线、海紫菜、鹿角脂菜、天蕈、沙鱼、海鳔白、石决明、虾魁腊适量。

十九、痹病

痹病指正气不足，风、寒、湿、热等外邪侵袭人体，痹阻经络，气血运行不畅所导致的，以肌肉、筋骨、关节发生疼痛、麻木、重着、屈伸不利，甚至关节肿大灼热为主要临床表现的病证。

【病因病机】

1. 正气不足：正气不足是痹病的内在因素和病变的基础。体虚腠理空疏，营卫不固，为感邪创造了条件，故《诸病源候论·风病·风湿痹候》说："由血气虚，则受风湿"。《济生方·痹》也说："皆因体虚，腠理空疏，受风寒湿气而成痹也。"正气不足，无力驱邪外出，病邪稽留而病势缠绵。

2. 外邪入侵：外邪有风寒湿邪和风湿热邪两大类。外感风寒湿邪，多因居处潮湿，涉水冒雨，或睡卧当风，或冒雾露；气候变化，冷热交错等原因，以致风寒湿邪乘虚侵袭人体所致。正如《素问·痹论》说："风寒湿三气杂至，合而为痹也。"感受风湿热邪，可因工作于湿热环境所致，如农田作业，野外施工，处于天暑地蒸之中，或处于较高湿度、温度的作坊、车间、实验室里，风湿热之邪乘虚而入。亦可因阳热之体、阴虚之躯，素有内热，复感风寒湿邪，邪从热化，或因风寒湿郁久化热，而为风湿热之邪。

风、寒、湿、热之邪往往相互为虐，方能成病。风为阳邪开发腠理，又具穿透之力，寒借此力内犯，风又借寒凝之积，使邪附病位，而成伤人致病之基。湿邪借风邪的疏泄之力，寒邪的收引之能，而入侵筋骨肌肉，风寒又借湿邪之性，粘着、胶固于肢体而不去。风、热均为阳邪，风胜则化热，热胜则生风，狼狈相因，开泄腠理而让湿人，又因湿而胶固不解。

风、寒、湿、热病邪留注肌肉、筋骨、关节，造成经络壅塞，气血运行不畅，肢体筋脉拘急、失养为本病的基本病机。但风寒湿热病邪为患，各有侧重，风邪甚者，病邪流窜，病变游走不定；寒邪甚者，肃杀阳气，疼痛剧烈；湿邪甚者，粘着凝固，病变沉着不移；热邪甚者，煎灼阴液，热痛而红肿。

羹方治疗常见类型主要为以下几种：

着痹

症状：肢体关节疼痛重着、酸楚，或有肿胀，痛有定处，肌肤麻木，手足困重，活动不便，苔白腻，脉濡缓。

治法：除湿通络，祛风散寒。

选方：薏苡羹。

组成：薏苡仁、羊肉适量，葱、豉少许。

痛痹

症状：肢体关节疼痛较剧，甚至关节不可屈伸，遇冷痛甚，得热则减，痛处多固定，亦可游走，皮色不红，触之不热，苔薄白，脉弦紧。

治法：温经散寒，祛风除湿。

选方：羊脏羹。

组成：羊肝1具，羊肚1具，羊肾1具，羊心1具，羊肺1具，牛酥30克，胡椒30克，荜茇30克，豆豉30克，陈皮6克，良姜6克，草果1-2个，葱5茎。

热痹

症状：肢体关节疼痛，痛处掀红灼热，肿胀疼痛剧烈，得冷则舒，筋脉拘急，日轻夜重，多兼有发热，口渴，烦闷不安，舌质红，苔黄腻或黄燥，脉滑数。

治法：清热通络，祛风除湿。

选方：赤小豆羹。

组成：赤小豆150克，桑根白皮90克，白术60克，鲤鱼1500克。

旭痹

症状：肢体关节疼痛，屈伸不利，关节肿大、僵硬、变形，甚则肌肉萎缩，筋脉拘急，肘膝不得伸，或尻以代踵、脊以代头而成废人，舌质暗红，脉细涩。

治法：补肾祛寒，活血通络。

选方：鸡头粉羹。

组成：鸡头一个，羊脊骨1付，生姜汁30克。

气血亏虚

症状：四肢乏力，关节酸沉，绵绵而痛，麻木尤甚，汗出畏寒，时见心悸，纳呆，颜面微青而白，形体虚弱，舌质淡红欠润滑，苔黄或薄白，脉多沉虚而缓。

治法：益气养血，舒筋活络。

选方：地黄叶猪肾羹。

组成：生地黄叶120克，猪肾60克，豆豉30克，生姜10克，葱白3茎。

二十、腰痛

腰痛是指腰部感受外邪，或因劳伤，或由肾虚而引起气血运行失调，脉络绌急，腰府失养所致的以腰部一侧或两侧疼痛为主要症状的一类病证。

【病因病机】

1. 外邪侵袭：多由居处潮湿，或劳作汗出当风，衣裹冷湿，或冒雨着凉，或长夏之季，劳作于湿热交蒸之处，寒湿、湿热、暑热等六淫邪毒乘劳作之虚，侵袭腰府，造成腰部经脉受阻，气血不畅而发生腰痛。若寒邪为病，寒伤阳，主收引，腰府阳气既虚，络脉又壅遏拘急故生腰痛。若湿邪为病，湿性重着、黏滞、下趋，滞碍气机，可使腰府经气郁而不行，血络瘀而不畅，以致肌肉筋脉拘急而发腰痛。感受湿热之邪，热伤阴，湿伤阳，且湿热黏滞，壅遏经脉，气血郁而不行而腰痛。

2. 气滞血瘀：腰部持续用力，劳作太过，或长期体位不正，或腰部用力不当，屏气闪挫，跌仆外伤，劳损腰府筋脉气血，或久病入络，气血运行不畅，均可使腰部气机壅滞，血络瘀阻而生腰痛。

3. 肾亏体虚：先天禀赋不足，加之劳累太过，或久病体虚，或年老体衰，或房事不节，以致肾精亏损，无以濡养腰府筋脉而发生腰痛。历代医家都重视肾亏体虚是腰痛的重要病机。如《灵枢·五癃津液别》说："虚，故腰背痛而胫酸。"《景岳全书·腰痛》也认为："腰痛之虚证十居八九。"

羹方治疗常见类型主要为以下几种：

湿热腰痛

症状：腰髋弛痛，牵掣拘急，痛处伴有热感，每于夏季或腰部着热后痛剧，遇冷痛减，口渴不欲饮，尿色黄赤，或午后身热，微汗出，舌红苔黄腻，脉濡数或弦数。

治法：清热利湿，舒筋活络。

选方：赤小豆羹。

组成：赤小豆150克，桑根白皮90克，白术60克，鲤鱼1500克。

肾虚腰痛

症状：腰痛以酸软为主，喜按喜揉，腿膝无力，遇劳则甚，卧则减轻，常反复发作。偏阳虚者，则少腹拘急，面色㿠白，手足不温，少气乏力，舌淡脉沉细；偏阴虚者，则心烦失眠，口燥咽干，面色潮红，手足心热，舌红少苔，脉弦细数。

治法：偏阳虚者，宜温补肾阳；偏阴虚者，宜滋补肾阴。

阳虚选方：羊肉羹。

组成：羊肉250g，细萝卜1个，草果3g，陈皮3g，高良姜3g，荜茇3g，胡椒粉3g，葱白3茎，盐适量。

阴虚选方：杜杞脊髓羹。

组成：杜仲15克，枸杞30克，猪脊髓100克。

第二节 外 科

一、痈

痈是气血为毒邪壅塞而不通的意思，有"内痈"与"外痈"之分。内痈生在脏腑，外痈生在体表。

【病因病机】

多因外感风温夹痰热或肝胃火毒夹痰热侵袭少阳阳明之络，蕴结于颈侧而发；亦有因乳蛾、口疳、龋齿或头面疖肿等感染毒邪而诱发者。

本病的特点是局部光软无头，红肿疼痛（少数初起皮色不变），肿胀范围多在6~9cm，发病迅速，易肿，易脓，易溃，易敛，多伴有恶寒、发热、口渴等全身症状，一般不会损筋伤骨，也不会造成陷证。由于发病部位不同，本病有许多名称，生于颈部的，称颈痈；生于腋下的，称腋痈；生于脐部的，称脐痈；生于胯腹的，称胯腹痈；生于委中穴的，称委中毒。相当于西医的体表浅表脓肿、急性化脓性淋巴结炎。

羹方治疗常见类型主要为以下几种：

湿热蕴结

症状：皮色红，疼痛；伴发热，口干口苦，大便秘结，小便黄赤；舌质红，苔薄黄，脉弦数。

治法：清热解毒，化痰消肿。

选方：芥羹。

组成：鲜芥菜1000g，粳米100g，生姜6g，香油20g。

气虚挟湿

症状：创口经久不敛，胬肉高突，中心有漏管，脓出臭秽；伴面色萎黄，肢软乏力，纳差，大便溏；舌质淡红，苔薄白，脉细弱。

治法：健脾益气。

选方：藕实羹。

组成：藕实五枚，甜瓜两枚，葱白五茎，豆豉适量。

二、痔

痔是直肠末端黏膜下和肛管皮肤下的直肠静脉丛发生扩大、曲张所形成的柔软静脉团，或肛缘皮肤结缔组织增生或肛管皮下静脉曲张破裂形成的隆起物。男女老幼皆可为患。故有"十人九痔"之说，其中以青壮年占大多数。根据发病部位不同，痔分为内痔、外痔及混合痔。

中医对本病早有认识，古人说"痔者峙也"，在古代，痔为突出之意，人于九窍中凡有小肉突出者，皆曰痔，不特生于肛门边，如鼻痔、眼痔、牙痔等。但现在痔即指肛门痔。

内痔

痔生于肛门齿线以上，直肠末端黏膜下的痔内静脉丛扩大、曲张形成的柔软静脉团，称为内痔。内痔是肛门直肠疾病中最常见的病种。与西医病名相同。内痔好发于截石位 3、7、11 点，其主要临床表现有便血、痔核脱出、肛门不适感。

【病因病机】

多因脏腑本虚，静脉壁薄弱，兼因久坐，负重远行，或长期便秘，或泻痢日久，或临厕久蹲努责，或饮食不节，过食辛辣肥甘之品，导致脏腑功能失调，风燥湿热下迫，气血瘀滞不行，阻于魄门，结而不散，筋脉横解面生痔。或因气血亏虚，摄纳无力，气虚下陷，则痔核脱出。

外痔

外痔是指发生于齿线以下的肛管痔外静脉丛扩大曲张，或破裂，或肛门皮肤因反复炎症刺激增生而成的疾病。其临床特点是肛门坠胀、疼痛、异物感。根据临床表现和病理特点不同可分为静脉曲张性外痔、血栓性外痔、结缔组织外痔、结缔组织外痔。

结缔组织外痔是指肛门缘皮肤（皱襞）发生结缔组织增生、肥大。包括哨兵痔和赘皮外痔。其主要临床表现为肛门异物感。

【病因病机】

多因肛门裂伤，邪毒外侵，或大便努责、产育努力，以致气血瘀滞，加之外邪入侵，日久不散，则肌肤增生形成赘皮。

羹方治疗常见类型主要为以下几种：

湿热下注

症状：便血色鲜，量较多，痔核脱出嵌顿，肿胀疼痛，或糜烂坏死，口干，口苦，小便黄，苔黄腻，脉数。

治法：清热利湿。

选方：马齿苋羹。

组成：马齿苋、豆豉适量。

脾虚气陷

症状：肛门坠胀，痔核脱出，需用手托还，大便带血，色鲜红或淡红，病程日久，面色少华，神疲乏力，纳少便溏，舌淡，苔白，脉弱。

治法：健脾益气。

选方：党参莲子羹。

组成：党参 3－6g，去芯莲子 10 枚，冰糖 30g。

三、乳痈

乳痈是发生于乳房部的急性化脓性疾病。其临床特点为：乳房部结块、肿胀疼痛，伴有全身发热，溃后脓出稠厚。常发生于哺乳期妇女，尤以尚未满月的初产妇多见。《诸病源候论·妒乳候》云："此由新产后，儿未能饮之，及饮不泄，或断儿乳，捻其乳汁不尽，皆令乳汁蓄积，与气血相搏，即壮热大渴引饮，牢强掣痛，手不得近也……"根据发病时期的不同，又有几种名称：发生于哺乳期者，称外吹乳痈；发生于怀孕期者，名内吹乳痈；在非哺乳期和非怀孕期发生者，名非哺乳期乳痈。

【病因病机】

1. 肝郁气滞：乳头属足厥阴肝经，肝主疏泄，能调节乳汁的分泌。若情志内伤，肝气不舒，厥阴之气失于疏泄，使乳汁发生壅滞而结块；郁久化热，热胜肉腐则成脓。

2. 胃热壅滞：乳房属足阳明胃经，乳汁为气血所生化，产后恣食肥甘厚味而致阳明积热，胃热壅盛，导致气血凝滞，乳络阻塞而发生痈肿。

3. 乳汁瘀滞：乳头破损或凹陷，影响哺乳，致乳汁排出不畅，或乳汁多而婴儿不能吸空，造成余乳积存，致使乳络闭阻，乳汁瘀滞，日久败乳蓄积，化热而成痈肿。

羹方治疗常见类型主要为以下几种：

气滞热蕴

症状：乳房部肿胀疼痛，肿块或有或无，皮色不变或微红，乳汁排泄不畅，伴恶寒发热，头痛，口渴，便秘，舌淡红或红，苔薄黄，脉浮数或弦数。

治法：疏肝清热，软坚散结。

选方：川贝菊花羹。

组成：川贝 10g，桑叶 9g，黄菊花 9g，蜂蜜 30g。

四、风瘙痒

风瘙痒是指无原发性皮肤损害，而以瘙痒为主要症状的皮肤感觉异常性皮肤病。中医文献中又称之为风痒、血风疮、痒风、谷道痒、阴痒等。《诸病源候论》云："风瘙痒者，是体虚受风，风入腠理，与气血相搏，而俱往来于皮肤之间。邪气微，不能冲击为痛，故但瘙痒也。"本病以自觉皮肤阵发性瘙痒，搔抓后常出现抓痕、血痂、色素沉着和苔藓样变等继发性皮损为临床特征。临床上可分为局限性和泛发性两种。局限性者，以阴部、肛门周围瘙痒最多；泛发性者，则多泛发全身。本病多见于老年及青壮年，好发于冬季，少数也可夏季发病。

【病因病机】

因禀性不耐，血热内蕴，外邪侵袭，致血热生风而痒；或因病久、年老体弱，气血亏虚，风邪乘虚外袭，血虚生风，肌肤失养而痒；或为饮食不节，嗜食辛辣炙博、醇酒油腻，损伤脾胃，湿热内生，日久化热生风，内不得疏泄，外不得透达，佛郁于肌肤而发；或由情志内伤，五志化火，血热内蕴，化热动风而成。

羹方治疗常见类型主要为以下几种：

湿热蕴表

症状：瘙痒不止，伴口干口苦，胸胁闷胀，小便黄赤，大便秘结，舌红，苔黄腻，脉滑数。

治法：解表化湿。

选方：茵陈羹。

组成：茵陈适量。

风热犯表

症状：皮肤瘙痒剧烈，遇热更甚，皮肤抓破后有血痂，伴心烦，口干，小便黄，大便干结，舌淡红，苔薄黄，脉浮数。

治法：祛风清热。

选方：葛粉羹。

组成：葛粉 250 克，荆芥穗 50 克，淡豆豉 150 克。

第三节 妇 科

一、月经不调

月经不调指的是以月经周期不规律为主症的疾病，有月经先期、月经后期、月经先后无定期。月经周期提前 1～2 周者，称为"月经先期"，亦称"经期超前"或"经早"。月经周期错后 7 天以上，甚至错后 3～5 个月一行，经期正常者，称为"月经后期"，亦称"经期错后"、"经迟"。月经周期或前或后 1～2 周者，称为"月经先后无定期"，又称"经水先后无定期"、"月经愆期"、"经乱"。

【病因病机】

主要发病机理是精血不足或邪气阻滞，血海不能按时满溢，遂致月经后期。常见的分型有肾虚、血虚、血寒、气滞和痰湿。

1. 肾虚：先天肾气不足，或不节房事，房劳多产，损伤肾气，肾虚冲任不足，血海不能按时满溢，遂致经行不定。

2. 血虚：数伤于血，或产多乳众，病后体虚，饮食减少，化源不足，营血衰少，冲任不足，血海不能按时满溢，导致经行不定。

3. 血寒：（1）虚寒：素体阳虚，或久病伤阳，阳虚内寒，脏腑失于温养，生化失期，气虚血少，冲任不足，血海不能按时满溢，多致经行错后或不定期。（2）实寒：经产之时，感受寒邪，或过服寒凉，寒邪搏于冲任，血为寒凝，胞脉不畅，血行迟滞，血海不能按时满溢，多致经行错后或不定期。

4. 气滞：素性抑郁，情志不遂，气不宣达，血为气滞，冲任不畅，气血运行迟滞，血海不能按时满溢，遂致经行不定。

5. 痰湿：素体肥胖，痰湿内盛，或劳逸过度，饮食不节，损伤脾气，脾失健运，痰湿内生，痰湿下注冲任，壅滞胞脉，气血运行缓慢，血海不能按时满溢，遂致经行不定。

羹方治疗常见类型主要为以下几种：

肾虚证

症状：经期不定，量少，色淡黯，质清稀，腰酸腿软，头晕耳鸣，带下清稀，面色晦暗，或面部黯斑，舌淡黯，苔薄白，脉沉细。

治法：补肾益气，养血调经。

选方：羊肉羹。

组成：羊肉250g，细萝卜1个，草果3g，陈皮3g，高良姜3g，荜菝3g，胡椒粉3g，葱白3茎，盐适量。

血虚证

症状：经期不定，量少，色淡质稀，小腹空痛，头晕眼花，心悸失眠，皮肤不润，面色苍白或萎黄，舌淡，苔薄，脉细无力。

治法：补血养营，益气调经。

选方：当归羊肉羹。

组成：当归15g，黄芪45g，党参30g，羊肉500g，生姜9g，绍酒20g，大葱，味精少许。

虚寒证

症状：经期不定，量少，色淡质稀，小腹隐痛，喜热喜按，腰酸无力，小便清长，面色苍白，舌淡，苔白，脉沉迟无力。

治法：温经扶阳，养血调经。

选方：鲫鱼羹。

组成：荜菝10克，缩砂仁10克，陈皮10克，大鲫鱼1000克，大蒜2头，胡椒10克，葱、食盐、酱油、泡辣椒、菜油各适量。

二、痛经

凡在经期或经行前后，出现周期性小腹疼痛，或痛引腰骶，甚至剧痛晕厥者，称为"痛经"，亦称"经行腹痛"。

【病因病机】

本病的发生与冲任、胞宫的周期性生理变化密切相关。主要病机在于邪气内伏或精血素亏,更值经期前后冲任二脉气血的生理变化急骤,导致胞宫的气血运行不畅,"不通则痛";或胞宫失于濡养,"不荣则痛";故使痛经发作。常见的分型有肾气亏损、气血虚弱、气滞血瘀、寒凝血瘀和湿热蕴结。

1. 肾气亏损:先天肾气不足,或房劳多产,或久病虚损,伤及肾气,肾虚则精亏血少,冲任不足,经行血泄,胞脉愈虚,失于濡养,"不荣则痛",故使痛经。

2. 气血虚弱:素体虚弱,气血不足,或大病久病,耗伤气血,或脾胃虚弱,化源不足,气虚血少,经行血泄,冲任气血更虚,胞脉失于濡养,"不荣则痛",故使痛经。

3. 气滞血瘀:素性抑郁,或忿怒伤肝,肝郁气滞,气滞血瘀,或经期产后,余血内留,蓄而成瘀,瘀滞冲任,血行不畅,经前经时气血下注冲任,胞脉气血更加壅滞,"不通则痛",故使痛经。

4. 寒凝血瘀:经期产后,感受寒邪,或过食寒凉生冷,寒客冲任,与血搏结,以致气血凝滞不畅,经前经时气血下注冲任,胞脉气血更加壅滞,"不通则痛",故使痛经。

5. 湿热蕴结:素有湿热内蕴,或经期产后,感受湿热之邪,与血搏结,稽留于冲任、胞宫,以致气血凝滞不畅,经行之际,气血下注冲任,胞脉气血更加壅滞,"不通则痛",故使痛经。

羹方治疗常见类型主要为以下几种:

肾气亏损

症状:经期或经后小腹隐隐作痛,喜按,月经量少,色淡质稀,头晕耳鸣,腰酸腿软,小便清长,面色晦暗,舌淡,苔薄,脉沉细。

治法:补肾填精,养血止痛。

选方:杜杞脊髓羹。

组成:杜仲 15 克,枸杞 30 克,猪脊髓 100 克。

气血虚弱

症状:经期或经后小腹隐痛喜按,月经量少,色淡质稀,神疲乏力,头晕心悸,失眠多梦,面色苍白,舌淡,苔薄,脉细弱。

治法:补气养血,和中止痛。

选方:当归羊肉羹。

组成:当归 15g,黄芪 45g,党参 30g,羊肉 500g,生姜 9g,绍酒 20g,大葱、味精少许。

气滞血瘀

症状:经前或经期小腹胀痛拒按,胸胁、乳房胀痛,经行不畅,经色紫黯有块,块下痛减，舌紫黯，或有瘀点，脉弦或弦涩有力。

治法：行气活血，祛瘀止痛。

选方：活血蛋羹。

组成：益母草50g，元胡20g，鸡蛋2枚。

寒凝血瘀

症状：经前或经期小腹冷痛拒按，得热则痛减，经血量少，色黯有块，畏寒肢冷，面色青白，舌黯，苔白，脉沉紧。

治法：温经散寒，祛瘀止痛。

选方：川芎红糖鸡蛋羹。

组成：川芎8g，鸡蛋2枚，红糖50g。

三、胎动不安

妊娠期出现腰酸腹痛，胎动下坠，或阴道少量流血者，称为"胎动不安"，又称"胎气不安"。

【病因病机】

主要机理是冲任气血失调，胎元不固。常见分型有肾虚、气虚、血虚、血热、外伤和癥瘕伤胎等。

1. 肾虚：素禀肾气不足，或孕后房事不节，损伤肾气，肾虚冲任不固，胎失所系，以致胎动不安。

2. 气虚：孕妇素体虚弱，或饮食过度，损伤脾气，或大病损伤正气，气虚冲任不固，胎失所载，以致胎动不安。

3. 血虚：素体阴血不足，或久病耗血伤阴，或孕后脾胃虚弱，恶阻较重，化源不足而血虚，血虚则冲任血少，胎失所养，而致胎动不安。

4. 血热：孕妇素体阳盛，或肝郁化热，或过食辛燥助阳之品，或外感邪热，遂致阳盛血热，热扰冲任，损伤胎气，遂致胎动不安。

5. 外伤：孕后不慎，跌仆闪挫，或登高持重，或劳力过度，使气血紊乱，冲任失调，不能载胎养胎，而致胎动不安。

6. 癥瘕伤胎：孕妇宿有瘕瘤之疾，瘀阻胞脉，孕后冲任气血失调，血不归经，胎失摄养，而致胎动不安。

羹方治疗常见类型主要为以下几种：

气虚证

症状：妊娠期，腰酸腹痛，小腹空坠，或阴道少量流血，色淡质稀，精神倦怠，气短懒言，面色㿠白，舌淡，苔薄，脉缓滑。

治法：益气固冲安胎。

选方：鲤鱼羹。

组成：鲤鱼一条，黄芪、当归、人参、生地黄各 15 克，花椒十粒，生姜 3 克，陈橘皮 3 克，糯米 30 克。

血虚证

症状：妊娠期，腰酸腹痛，胎动下坠，阴道少量流血，头晕眼花，心悸失眠，面色萎黄，舌淡，苔少，脉细滑。

治法：补血固冲安胎。

选方：鸡子羹。

组成：鸡子 1 枚，阿胶 30 克。

四、缺乳

哺乳期间，产妇乳汁甚少或全无，称为"缺乳"，亦称"乳汁不行"或"乳汁不足"。

【病因病机】

发病机理一为化源不足，二为瘀滞不行。常见分型有气血虚弱、肝气郁滞。

1. 气血虚弱：素体气血虚弱，复因产时失血耗气，气血亏虚，或脾胃虚弱，气血生化不足，以致气血虚弱无以化乳，则产后乳汁甚少或全无。

2. 肝郁气滞：素性抑郁，或产后七情所伤，肝失条达，气机不畅，气血失调，以致经脉涩滞，阻碍乳汁运行，因而缺乳。

羹方治疗常见类型主要为以下几种：

气血虚弱

症状：产后乳少，甚或全无，乳汁清稀，乳房柔软，无胀满感，神倦食少，面色无华，舌淡，苔少，脉细弱。

治法：补气养血，佐以通乳。

选方：猪蹄羹。

组成：猪蹄 1 只，粟米 90 克。

肝气郁滞

症状：产后乳汁涩少，浓稠，或乳汁不下，乳房胀硬疼痛，情志抑郁，胸胁胀闷，食欲不振，或身有微热，舌质正常，苔薄黄，脉弦细或弦数。

治法：疏肝解郁，活络通乳。

选方：补血蛋羹。

组成：阿胶 25g，当归 12g，川芎 10g，生地 9g，鸡蛋 2 枚。

第四节 儿 科

一、鹅口疮

鹅口疮是以口腔白屑为特征的一种常见疾病。因口腔满布白屑时状如鹅口，故名。又因其色白如雪片，故又称"雪口"。本病无明显季节性，常见于禀赋不足，体质虚弱，营养不良，久病、久泻的小儿，尤以早产儿、新生儿多见。一般预后良好。

【病因病机】

本病以胎热内蕴，口腔不洁，感染秽毒之邪为主要病因。孕母体内蕴积热毒遗于胎儿，或生后护理不当，口腔不洁，柔嫩黏膜易于破损，秽毒之邪乘虚而入，发为本病。或因疾病用药不当，正气受损，体内阴阳平衡失调，阴液暗耗，虚火内生，上熏口舌而成。鹅口疮的病变部位在心脾，病久可影响到肾。脾开窍于口，脾络布于舌下，口腔黏膜有赖于脾气煦养；心开窍于舌，心脉布于舌上。心脾积热，循经上炎，熏灼口舌，秽毒外侵，致使口腔舌上产生白屑。若因婴儿先天禀赋不足，素体阴亏，或久病伤阴，肾阴不足，水不制火，虚火上浮，内熏口舌，亦可导致口腔舌上出现白屑，且绵延反复。

羹方治疗常见类型主要为以下几种：

心脾积热

症状：口腔舌上白屑堆积，周围红较甚，面赤唇红，烦躁不宁，吮乳啼哭，或伴发热，口干或渴，大便秘结，小便短黄，舌质红，脉滑数，或指纹紫滞。

治法：清泄心脾积热。

选方：赤小豆羹。

组成：赤小豆150克，桑根白皮90克，白术60克，鲤鱼1500克。

虚火上浮

症状：口腔舌上白屑稀散，周围红晕不著，形体怯弱，面白颧红，手足心热，口干不渴，或大便溏，舌嫩红，苔少，脉细数无力，或指纹淡紫。

治法：滋肾养阴降火。

选方：党参莲子羹。

组成：党参3~6g，去芯莲子10枚，冰糖30g。

二、夜啼

婴儿白天能安静入睡，入夜则啼哭不安，时哭时止，或每夜定时啼哭，甚则通宵达旦，称为夜啼。多见于新生儿及6个月内的小婴儿。

新生儿及婴儿常以啼哭表达要求或痛苦，饥饿、惊恐、尿布潮湿、衣被过冷或过热等均可引起啼哭。此时若喂以乳食、安抚亲昵、更换潮湿尿布、调整衣被厚薄后，啼哭可很快停止，不属病态。

【病因病机】

本病主要因脾寒、心热、惊恐所致。

1. 脾寒腹痛是导致夜啼的常见原因。常由孕母素体虚寒、恣食生冷，胎禀不足，脾寒内生。或因护理不当，腹部中寒，或用冷乳哺食，中阳不振，以致寒邪内侵，凝滞气机，不通则痛，因痛而啼。由于夜间属阴，脾为至阴，阴盛则脾寒愈甚，腹中有寒，故入夜腹中作痛而啼。

2. 若孕母脾气急躁，或平素恣食香燥炙烤之物，或过服温热药物，蕴蓄之热遗于胎儿。出生后将养过温，受火热之气熏灼，心火上炎，积热上扰，则心神不安而啼哭不止。由于心火过亢，阴不能潜阳，故夜间不寐而啼哭不宁。彻夜啼哭之后，阳气耗损，无力抗争，故白天入寐；正气未复，入夜又啼。周而复始，循环不已。

3. 心主惊而藏神，小儿神气怯弱，智慧未充，若见异常之物，或闻特异声响，而致惊恐。惊则伤神，恐则伤志，致使心神不宁，神志不安，寐中惊惕，因惊而啼。

总之，寒则痛而啼，热则烦而啼，惊则神不安而啼，是以寒、热、惊为本病之主要病因病机。

羹方治疗常见类型主要为以下几种：

脾寒气滞

症状：啼哭时哭声低弱，时哭时止，睡喜蜷曲，腹喜摩按。四肢欠温，吮乳无力，胃纳欠佳，大便溏薄，小便较清，面色青白，唇色淡红，舌苔薄白，指纹多淡红。

治法：温脾散寒，行气止痛。

选方：羊肚羹。

组成：羊肚1具，粳米50g，葱白数茎，豆豉适量，花椒30粒，生姜6g。

心经积热

症状：啼哭时哭声较响，见灯尤甚，哭时面赤唇红，烦躁不宁，身腹俱暖，大便秘结，小便短赤，舌尖红，苔薄黄，指纹多紫。

治法：清心导赤，泻火安神。

选方：百合莲子羹。

组成：百合、去芯莲子、白糖适量。

第三章 羹 养

古人认为"可驻颜、可美身、可健体、可延寿也"乃是养生所达到的目的与效果，而合理的羹方恰恰可以实现养生的效果，使人青春永驻、体魄强健、延年益寿，并且其养生保健的作用胜过补益药，一定程度上避免了药物补益所带来的副作用，故将具有养生保健作用的羹方称为羹养。"是药三分毒，过食九分毒"，羹材恰恰避免了药物所带来的弊端，越来越成为大众养生的食材。并且古往今来，根据羹材的功效与作用进行合理地配伍，组成羹方，以达到养颜、美容、延年等的功效。"每天一碗羹，健康活力倍轻松。汤羹营养好，体壮年轻疾病少"，恰恰说明了羹方合理利用所产生的养生保健的作用。明末清初李渔在其著作《笠翁偶集》中记载了羹方所具有的养生作用，如"且养生之法，食贵能消；饭得羹而即消，其理易见"，"故善养生者，吃饭不可无羹，善作家者，吃饭亦不可无羹"等。

第一节 养颜与美容

养颜、美容首重养心，如《素问·六节藏象论》所言："心者，生之本，神之变也，其华在面"。心气旺盛，气血和津液充盈，脏腑功能正常，面色则会红润而有光泽。若心气不足，心血亏虚则面色苍白；若心血闭阻，血流不畅，则面色青紫；若心火过盛，面红目赤，甚者口舌生疮。若人体在疾病状态时，面部色泽会表现为暗黄、灰土、苍白、有黄斑等。

其次，应当重视脾胃，《素问·上古天真论》论述女子生理节律时说，女子"五七，阳明脉衰，面始焦，发始堕。"女子三十五岁开始，脾胃气血开始衰弱，清气不能上荣头面，营血开始亏虚，不能滋养头发，所以出现面色萎黄、干枯、缺少色泽，大量脱发。

再次养肾，"肾者……其华在发"，头发也与肾有密切关系，肾精上注于头，则头发固密、光泽。若肾精不足，不能荣养头发，则头发干枯、少泽、脱落。若肾虚血热，则头发焦苦发黄或白发增多。

故制作养颜羹方时，当选用具有调和气血，补益心脾肾功能的羹材，举例如下：

猪肉、牛肉等性平和肉类。猪牛肉性平和，不会过凉而妨碍脾胃运化，也不会过热而上扰头面，出现长痘生疮的情况。补气健脾，脾胃强健则运化正常，气血充足，精神饱满，头面润泽。

当归、大枣等补血之品。心与血关系密切，心主血脉，心能生血，行血。当心虚血少之时，不能荣养头面，面色出现㿠白、无光泽，血虚不能养神，则易失眠多梦，令精神倦怠或烦躁。当归活血补血，补五脏，除肌肤之风邪；大枣安中养脾，平胃而通九窍，养血安神，二者均为补中有通，令补无壅滞，为补益心血之佳品。

薏苡仁、茯苓、莲子等淡渗利湿之品。现代物质条件丰富，人们过于追求味觉上的刺激，或过食甜品而湿蕴脾胃，或过食冷饮而寒湿困脾，或过食辛辣而湿热伤胃，总之因各种因素而导致痰湿体质逐渐增多，痰湿困阻脾胃，清浊不分，清气不升则导致头身困倦，精神懈怠，面容少神无华，头发脱落，浊气不降则导致腹胀，便秘，口臭，满面油光，痘疮。在制作羹方时对于湿热可以加上绿豆、红豆、冬瓜等，对于寒湿可以加上生姜、花椒等。

桃花、玫瑰花、桂花等花类。花类多有荣华、润泽之功效，其质地轻而上浮，善除头面风邪留于皮肤而导致的黄斑、脱屑等。并且花类多有行气开郁的功效，可以疏肝解郁，令心情畅快。花类气味芳香，香可化浊，香可醒脾，对于湿浊困脾引起的各种头面问题也有一定效果。桃花性平味苦，最能令人颜色润泽，古代美容羹方中多有桃花，如《千金要方》载"以酒渍桃花服之，好颜色"，但是需要注意，桃花利水作用很强，使用不当十分容易引起腹泻。玫瑰花性温味甘苦，其理气解郁、活血散瘀和调经止痛较强，对于气滞血瘀、经水不调引起的头目紫暗、黄斑有一定功效。桂花性温味辛，其芳香化浊之力较强，对于湿困脾胃引起的口臭有良好的效果，丹桂飘香可谓远近闻名，深受文人所喜爱，如战国时期，屈原的《离骚》就有"援北兮酌桂浆"之句，这也是桂花制作食品较早的记载。

黑芝麻、黑豆等补肾之品。肾主水，其色黑，黑芝麻、黑豆皆为日常补肾常见羹材。芝麻油黑黄白等颜色，补肾最佳为黑芝麻，其他效力较弱，黑芝麻可以补五脏、长肌肉、填骨髓，当选用其籽粒饱满者，再蒸熟晒干，反复九次，如此加工后的黑芝麻才能发挥其良好的补肾作用，《抱朴子》称其服用"一年身面光泽、不饥，二年白发返黑，三年齿落更生，四年水火不能害，五年行及奔马，久服长生"。黑豆性平味甘，补肾同时利水活血，对于肾虚水泛引起的面目无华，眼睑浮肿有一定的效果，《本草纲目》载常吃黑豆"令人长肌肤，益颜色，填骨髓，加力气"。

珍珠、玉石等矿物药。古代服食方法流行，对于矿物药比较提倡，如《明皇杂录》记载甘露羹可美颜乌发，甘露羹由珍珠、美玉、雄黄、朱砂等组成，并且认为其效果良好。因古代记载很多矿物药现代很少使用，故不推荐作为羹方常用材料。珍珠玉石一类虽平和无毒，但其性重坠，易伤脾胃，故也需辨证使用。

第二节　健体与延寿

健体、延寿首重养肾，肾为"封藏之本，精之处也"，精，是构成人体和维持人体生命活动的最基本物质，是生命之源。肾藏精包括受父母所得的先天之精和从饮食中摄取的后天之精。肾精与身体强健和寿命有密切关系，肾精不仅能促进机体的生长、发育和繁殖，而且还能参与血液的生成，提高机体的抗病能力，令身体强健，寿命延长。如《素问·上古天真论》记载男女皆以肾气盛，作为发育的起点，此时头发开始浓密，牙齿交替，至"肾气平均"而发育完全，随后由于肾气衰弱而身体渐渐衰弱，出现头发脱落，牙齿干枯无泽等衰老现象。因此身体的强健和寿命离不开肾精，所以不可过分损耗肾精，如《素问·上古天真论》载"今时之人不然也，以酒为浆，以妄为常，醉以入房，以欲竭其精，以耗散其真，不知持满，不时御神，务快其心，逆于生乐，起居无节，故半百而衰也"，各种欲望的放纵会消耗肾精，引起一系列问题，又如《素问·阴阳应象大论》记载如果肾精消耗过度则出现早衰，身体衰弱，脏腑功能失调的情况，"年四十，而阴气自半也，起居衰矣，年五十，体重，耳目不聪明矣。年六十，阴痿，气大衰，九窍不利，下虚上实，涕泣俱出矣。"

补肾除了上面所述黑芝麻、黑豆外，可适当加入药物作羹材，如杜仲、熟地、菟丝子、肉苁蓉等。对于肾阳不足，腰膝酸软，体弱怕冷，面色无华的人群，可以加入巴戟天、韭菜子；对于肾阴不足，头晕耳鸣，五心烦热，面色潮红，心情急躁的人群，可以加入猪脊髓、牛脊髓等。由于补肾药物如熟地、肉苁蓉等多属滋腻，过多食用影响脾胃消化能力，故脾虚虚弱，痰湿较重的人群应当选择性食用。

另有记载如葛洪所作"云母羹"等一些包含矿物类的羹方也有健体、延寿的作用，皆为古代服食家所作，不推荐一般人食用。

第四章 羹 材

羹材即羹方所使用的主要原料。羹方的组成由简到繁，发展到清代，羹方品类进入鼎盛时期，羹材来源丰富，从常见的谷物蔬菜到花卉甚至矿物都有涉及。

第一节 羹材特点

由于羹方主要以菜肴的形式体现，故羹材的选择以口感味道为首重因素，有以下几个方面的特点：

1. 对羹材选材处理的要求

道地药材是指在一特定自然条件、生态环境的地域内所产的药材，因生产较为集中，栽培技术、采收加工也都有一定的讲究，以致较同种药材在其他地区所产者品质佳、疗效好。与之对应，羹材的选取也有其要求，但羹材重视原料的口味，如猪肉要求皮薄肉嫩，而且腥味要淡；鸡肉应该选择被骟过的，肉质才鲜嫩；鸭肉要选择谷物喂养的，肉质才能肥美；竹笋要选择节少而甘甜的。

药材的炮制为了突出其药性或者减少其偏性，羹材的处理为了突出材料的鲜美，口感的纯正。如燕窝要去毛，海参要去泥，鹿筋要煮烂洗净去其腥味，韭菜要去掉干枯老叶，青菜多选取菜心。

2. 矫味之材的使用较多

部分羹材具有异常气味，如腥味土味等，常需选择适宜的调味品，以矫除食材或药材本身的异常气味和怪味，以此来达到增强羹方口味，促进食欲和帮助消化的作用。如虾蟹腥味较重，常加入醋去除腥味的同时增加鲜味；猪蹄肥美，但鲜味不足，常加入冰糖使其甘美。

3. 副作用小

中医有"药食同源"之说，部分药物和食物并没有明显界限，如《神农本草经》记载的上品药物多具有"药食同源"的特性。这部分药物的特点是药性平和，即可入药也可入食，副作用小。

4. 具有滋补强壮保健作用

羹方多用作日常保健养生的应用，故常选用滋补性中药。此类中药在现代药理研究中，发现其含有人体代谢所需的营养成分较多，可以为人体的生长发育和生理代谢提供充足的能量与营养物质，从而达到滋补、强壮和防病、治病的目的。

第二节 羹材的性味

1. 四气

羹材之性即寒、热、温、凉四气。依据羹材在人体产生的反应和疗效的不同而归纳总结出来的。但由于羹材多是选择药物的偏性比较小的，故在四气不能像药物一样分得很清楚，一般将其分为寒凉和温热两大类。对于寒热的界限并不明显的羹材而言，其较为平和，作用较缓和，则称为平性，如山药、稷米、枸杞等。

羹材的四气是相对于所服用者的体质或疾病的性质而言。针对阳热性的体质或疾病，如高热、面红、口大渴、咽喉红肿等，可选择寒凉性的羹材，例如猪肉、鸭肉、苦瓜、冬葵、梨、绿豆等，以缓解或消除阳热症状；针对阴寒性的体质或疾病，如四肢厥冷、面色苍白、小便清长、脘腹冷痛等，可选择温热性的羹材，例如狗肉、羊肉、芥菜、黄雌鸡、鲍鱼等，以缓解或消除阴寒症状。

2. 五味

羹材之味即酸、苦、甘、辛、咸五味。《黄帝内经》云："五味入于口也，各有所走，各有所病。酸走筋，多食之，令人癃；咸走血，多食之，令人渴；辛走气，多食之，令人洞心；苦走骨，多食之，令人变呕；甘走肉，多食之，令人悦心。"由此可知，五味在羹方的配伍中，要考虑到羹材本身酸、苦、甘、辛、咸的性质，以对于疾病的预防与治疗起积极的作用。

辛："能散、能行"，具有发散、行气行血的作用。

甘："能补，能和，能缓"，具有补益、和中、调和药性和缓急止痛的作用。

酸："能收、能涩"，具有收敛、固涩的作用。

苦："能泄、能燥、能坚"，具有清泄火热、泄降气逆、通泄大便、燥湿、坚阴等的作用。

咸："能下，能软"，具有泻下通便、软坚散结的作用。

第三节 羹材的搭配

药物的配伍组方有一定的原则，如七情，如君臣佐使。同理，羹材的搭配也有其规律：以羹材口味为核心，选用味道较统一的材料。清淡配清淡，浓郁配浓郁。如蘑菇、竹笋、冬瓜之类可荤可素；葱蒜、韭菜、茴香等常搭配荤菜；芹菜、百合、刀豆等常搭配素菜。羹材中味道特别浓重的鳗鱼、螃蟹、牛羊肉等，以少搭配或不搭配为好，这样能最大程度保持其鲜味。

第四节 特殊群体的羹材禁宜

羹材选用应当按照中医理论的指导，因人制宜，根据不同人的体质"用寒远寒，用热远热"，阳虚者可用茴香、鸡肉之类温阳，阴虚者可用百合、猪肉之类滋阴。某些药物还有其具体使用要求，如《食疗本草》认为"乌芋""荸荠"若"小儿秋食"，则"脐下当痛"。

另，羹材选用忌杂，如《千金翼方·养老食疗》中记载："人之养老之道，虽有水陆百品珍馐，每食必忌于杂，杂则五味相扰，食之不已，为人作患。是以食噉鲜肴，务令减少，饮食当令节俭，若贪味伤多，老人肠胃皮薄，多则不消，彭亨短气，必致霍乱。"

第五节 常用羹材

谷类

稷米 甘，平，无毒。俗称"糜子"、"稷子"，稷起源于中国北方，殷商时期已是人们的主食，为五谷之长。《本草纲目》云稷米具有"益气、补不足、作饭食，安中利胃宜脾，凉血解毒"。本品可和中益气、凉血解暑，适用于脾胃虚弱、胃热、湿热症状的患者及体弱之小儿。

黑豆 甘，平，无毒。紧致粒小者良。《本草纲目》云："黑豆入肾功多，故能治水、消胀，下气，治风热而活血解毒"。本品可解表清热、养血平肝、补肾壮阴、补虚黑发，用于治疗肾虚消渴、肝虚眩晕、阴虚盗汗、老人肾虚耳聋、小儿夜尿、白发、脱发、产后风气、血结、妇女闭经、男子便血、小儿胎热、高血压等疾病。《本草拾遗》记载，黑豆能"明目镇心，温补。久服，好颜色，变白不老。"现代研究证实，黑豆具有降血脂、抗氧化、养颜美容的效果。

绿豆 甘，寒，无毒。圆小饱满者良，为夏季常用羹材。《开宝本草》云："煮食，消肿下气，压热解毒"，本品可清暑利水，用于治疗暑热烦渴、湿热水肿、痢疾、丹毒、痈肿，并解热药毒。脾胃寒凉虚弱者慎用。

赤小豆 甘酸，平，无毒。粒小而深红色者良。《神农本草经》云："下水肿，排痈肿脓血"。本品可利水消肿，用于治疗湿热水肿，热盛消渴，去热毒，下乳，解酒，健脾胃。

其叶，味甘、酸、涩，平，无毒。本品具有固肾缩尿，明目的功能，可用于治疗小便频数、遗尿等。《食医心镜》中认为用其作羹可治疗小便频数。

薏苡仁　甘、淡，凉，无毒。青白色者良。桂林地区有民谣专门歌颂薏苡仁的保健作用，"薏米胜过灵芝草，药用营养价值高，常吃可以延年益寿，返老还童立功劳。"本品可利水消肿、健脾去湿、舒筋除痹、清热排脓，并可用于美容，可保持皮肤光泽细腻，对于脱屑、痤疮、皲裂等都有较好疗效，可以称得上为补身药用佳品，有极高的食用和药用价值。

豆腐　甘、咸，微寒，无毒。相传为西汉刘安发明，是以黄豆为主要原料而成的食物。正如李时珍在《本草纲目》中所云："豆腐之法，始于汉淮南王刘安。"并且考古学家在河南密县打虎亭汉墓中发现了豆腐作坊的画像石。《李约瑟中国科学技术史》认为，汉代发明的豆腐未曾将豆浆加热，乃是原始豆腐，其凝固性和口感都不如当前的豆腐，因此未能进入烹调主流，到宋代豆腐方才成为重要的食品。本品可宽中益气、调和脾胃、消除胀满，用于治疗胃火牙痛，消渴胀满，外用可治疗外伤青肿。现代医学证实，豆腐除有增加营养、帮助消化、增进食欲的功能外，对齿、骨骼的生长发育也颇为有益，在造血功能中可增加血液中铁的含量；豆腐不含胆固醇，是高血压、高血脂、高胆固醇症及动脉硬化、冠心病患者的药膳佳肴，也是儿童、病弱者及老年人补充营养的食疗佳品。豆腐含有丰富的植物雌激素，对防治骨质疏松症有良好的作用。还有抑制乳腺癌、前列腺癌及血癌的功能，豆腐中的甾固醇、豆甾醇，均是抑癌的有效成分。但豆腐若没制作好，会有小毒，正如李时珍在《本草纲目》中所说："按：《延寿书》云：有人好食豆腐中毒，医不能治。作腐家言：莱菔入汤中则腐不成。遂以莱菔汤下药而愈。大抵暑月恐有人汗，尤宜慎之"。

菜类

芹　甘，平，无毒。又名楚葵、水英、水蕲，分为荻芹和赤芹二种，其食用部位分别为：荻芹取根，赤芹取叶与茎。二月三月作英时采之，洗净，入汤取出，以苦酒研芥子，入盐与茴香则渍，可作菹。惟淪而羹之者，既清而馨，犹碧涧羹。故杜甫有"香芹碧涧羹"之句。或者谓芹微草也，杜甫何取而诵咏之不暇？不思野人持此，犹欲以献于君者乎！《神农本草经》载其"止血养精，保血脉，益气，令人肥健嗜食"。芹可健脾利水清热，可治疗小儿吐泻，小便淋漓涩痛，酒后发热，烦渴。

胡萝卜　甘，微温，无毒。胡萝卜为元代时由西域传入。《本草求真》载其"宽中下气，散肠胃邪气"，具有宽中健胃，理气消食的功效。本品可用于气滞胃痛，食欲不振，消化不良等。

芥菜　辛，热，无毒。《本草求真》载"能通肺开胃，利气豁痰"，芥菜具有理气化痰之功效，可用于寒痰凝结之咳喘，胸膈满闷。芥菜种子磨粉称芥末，榨出的油称芥子油，为常用的调味料。芥菜性热而易破气，故气虚之人注意使用，易造成中气亏虚，乏力懒言，热性上犯令人眼目昏暗或者罹患痔疮。

油菜 辛，温，无毒。又叫油白菜，苦菜。本品具有行滞活血，消肿解毒的功效。油菜可用于痈肿丹毒，劳伤吐血，疮痒，产后心、腹诸疾及恶露不下，产后泄泻，蛔虫肠梗阻，血痢，胃痛，神经痛。其破血之力较强，妊娠期慎食，狐臭患者禁食。

菘 甘，微寒，无毒。即白菜，因其经冬不凋，故称之为菘。《名医别录》载"通利肠胃，除胸中烦，解渴"，具有消食下气，滋阴除烦之功效。菘可用于大便干燥，阴虚烦热，及热性的疮痈肿毒。现代研究认为，白菜含有丰富的糖类、脂肪、蛋白质、粗纤维、钙、磷、铁、胡萝卜素及维生素，其维生素 C、维生素 B_2 的含量比苹果、梨分别高 5 倍、4 倍；微量元素锌高于肉类，并含有能抑制亚硝酸胺吸收的钼。其中维生素 C，可增加机体对感染的抵抗力，用于坏血病、牙龈出血、各种急慢性传染病的防治。白菜中含有的纤维素，可增强肠胃的蠕动，减少粪便在体内的存留时间，帮助消化和排泄，从而减轻肝、肾的负担，防止多种胃病的发生。气虚胃寒之人慎食，能加重病情，引发呕恶、吐涎沫等症状。

山药 甘，温，无毒。山药原名薯蓣，因避唐代宗李预讳，改为薯药，北宋时因避宋英宗赵曙讳而更名山药，是人类食用最早的植物之一，诗词中亦可见其踪迹，早如唐代杜甫的诗中就有"充肠多薯蓣"之词句。河南怀庆府被认为是山药最佳产地，其山药为道地药材，称为"怀山药"。《神农本草经》载"主伤中，补虚羸，除寒热邪气，补中，益气力，长肌肉，强阴。久服，耳聪目明，轻身不饥延年"。山药具有健脾胃，止泻痢，补肾气，充皮肤之功效。山药可用于脾气不足，身倦乏力，食少纳差，腰膝酸软，虚劳咳喘，消渴，泄泻，遗精等症。现代研究表明，山药具有诱导产生干扰素，增强人体免疫功能的作用。其所含胆碱和卵磷脂有助于提高人的记忆力，常食之可健身强体、延缓衰老。山药的叶腋间常生有肾形或卵圆形的珠芽，其称为零余子，功效和山药相同，并且功效更强于山药。

笋 甘，微寒，无毒。在我国自古以来被当作"菜中珍品"。本品具有清热化痰，益气和胃，治消渴，利水道，利膈爽胃等功效，可用于治疗浮肿、腹水、脚气足肿、急性肾炎浮肿、喘咳、糖尿病、消渴烦热等疾病。一年四季皆有笋，但惟有春笋、冬笋味道最佳。现代药理研究发现，竹笋中富含丰富的蛋白质、氨基酸、脂肪、糖类、钙、磷、铁、胡萝卜素、维生素 B_1、B_2、C。由于笋含有难溶性的草酸，其容易和钙结合为草酸钙，故对于结石患者不宜多食，并且草酸不利于钙的吸收及利用，故在食用时应将其烧熟煮透，对于生长发育的儿童，尤其是在 15 岁左右者不宜多食笋。

荸荠 甘，微寒，无毒。俗称马蹄、地栗。本品具有消渴痹热、温中益气、下丹石、消风毒、除胸中实热气等的作用。本品可用于调理痔疮或痢疾便血、妇女崩漏、阴虚肺燥、痰热咳嗽、咽喉不利、痞块积聚、目赤障翳等病症。由于荸荠是寒性食物，对于脾胃虚寒和血瘀型体质者应该慎用。荸荠口感甜脆，营养丰富，含有蛋白质、脂肪、粗纤维、胡萝卜素、维生素B、维生素C、铁、钙、磷和碳水化合物。

马齿苋　酸，寒，无毒。又名长寿菜、五行草。《唐本草》载"主诸肿瘘疣目，捣揩之。饮汁主反胃，诸淋，金疮血流，破血癥症癖，小儿尤良。用汁洗紧唇、面疮、马汗、射工毒涂之瘥"，具有清热解毒，散血消肿，利尿通淋的功效，可治疗热痢脓血、热淋、血淋、带下、痈肿恶疮、丹毒、瘰疬等。马齿苋子能治疗肝经风热，上攻眼目所导致的目赤肿痛，目生云翳。现代药理研究表明，其含有核黄素、抗坏血酸等营养物质，含大量维生素E、维生素C、胡萝卜素及谷胱甘肽等抗衰老有效成分，含有较多的胡萝卜素，能促进溃疡愈合。《本草求真》认为马齿苋是"菜中最冷最滑之味"，通肠利便之力较强，凡脾胃虚寒，肠滑作泄者勿用，并且认为不宜与鳖肉同食。

匏　甘，平，无毒。匏为葫芦的一种，正如《本草纲目》所载："后世以长如越瓜首尾如一者为瓠，瓠之一头有腹长柄者为悬瓠，无柄而圆大形扁者为匏，匏之有短柄大腹者为壶，瓠之细腰者为蒲芦"，其瓜、叶均可食用。匏在现代食用者少，但其食用历史悠久，可追溯至先秦时期，如《诗·邶风》"匏有苦叶"，其叶做羹食也常被提到，如《陆玑诗疏》"匏叶少时可为羹。又可淹煮，至八月叶即苦"，又《四库全书·经部·诗类·毛诗草木鸟兽虫鱼疏》卷上云："匏叶少时可为羹，又可淹煮，极美。扬州人食至八月叶即苦，故曰苦叶"。匏瓜食用方法与冬瓜类似，苏恭认为匏瓜味道、药性都胜过冬瓜，食用时应该选用甘味品种，苦味品种不可食用。本品具有清热利水，滋润心肺之功效。本品可用于小便不利，结石，黄疸，水肿等病症。脾虚腹胀者慎食，能伤胃气。

南瓜　甘，温，无毒。原产墨西哥到中美洲一带，明代时传入中国。本品具有补中益气，滋阴润肠之功效。本品可用于脾胃虚弱，饮食不佳等症。李时珍认为南瓜宜同猪肉或者蜂蜜同食，可以增进其健脾益气之功效。南瓜甜而滋腻，不可多食，多食助湿生痰，令腹部胀满；不可与羊肉同食，导致气滞胀满。

苦瓜　苦，寒，无毒。《本草求真》载"以为除热解烦，清心明目之品……宜待熟赤取子为食"，具有清热除烦，明目，解毒之功效。本品用于中暑发热，牙痛，泄泻，痢疾，便血等。现代研究认为，苦瓜粗提取物含类似胰岛素物质，有明显的降血糖作用，为良好的降糖食品。其味苦寒，脾胃虚寒者慎服。《本草求原》载："火盛翳胀及噎膈病愈后均忌。"现代药理认为苦瓜含奎宁，会刺激子宫收缩，引起流产，故孕妇慎食。

丝瓜　甘，寒，无毒。《本草纲目》载，"丝瓜，唐宋以前无闻，今南北皆有之，以为常蔬。嫩时去皮，可烹可曝，点茶充蔬。老则大如杵，筋络缠纽如织成，经霜乃枯，涤釜器，故村人呼为洗锅罗瓜。内有隔，子在隔中，状如栝蒌子，黑色而扁。其花苞及嫩叶卷须，皆可食也"，具有清热化痰，凉血解毒，活血通络的功效。可用于热病身热烦渴，咳嗽痰喘，肠风下血，痔疮出血，血淋，崩漏，痈疽疮疡，乳汁不通，疮疡肿毒，水肿等病症。《本草求真》称其"凡人风痰湿热、蛊毒血积留滞经络，发为痈疽疮疡者，崩漏肠风，水肿等症者，服之立能有效"。

冬瓜 甘、淡，微寒，无毒。《名医别录》载其治"小腹水胀，利小便，止渴"，具有利水消肿之功效，可治疗消渴，水肿，痰热哮喘，暑热，痔疮等症。《随息居饮食谱》称"若孕妇常食，泽胎儿毒，令儿无病"。孟诜称其"煮食练五脏，为其下气故也。欲得体瘦轻健者，则可长食之，若要肥则勿食也"，冬瓜利水而健脾，为减肥瘦身之佳品。现代研究表明，冬瓜中的矿质元素有钾、钠、钙、铁、锌、铜、磷、硒等 8 种，其中含钾量显著高于含钠量，属典型的高钾低钠型蔬菜，对需进食低钠盐食物的肾脏病、高血压、浮肿病患者大有益处，其中元素硒还具有抗癌等多种功能。冬瓜含有除色氨酸外的 8 种人体必需氨基酸，谷氨酸和天门冬氨酸含量较高，还含有鸟氨酸和 Y－氨基丁酸以及儿童特需的组氨酸；冬瓜不含脂肪，膳食纤维高达 0.8%，营养丰富而且结构合理，营养质量指数计算表明，冬瓜为有益健康的优质食物。

山芋 甘，平，无毒。有"长寿食品"之美誉。不同地区对其称呼不同，如河南人称其为红薯，北京人叫白薯，山东人和东北人称为地瓜，上海人、天津人和江苏南部称山芋，苏北徐州地区称为白芋，安徽北方大部分地域和苏北地区的丰县附近称为红芋，安徽西南部安庆也称为"红芋"，而安徽中南部合肥六安一带则称之为芋头，陕西、湖北、重庆、四川和贵州称其为红苕，浙江人称其为番薯，江西人称为红薯、白薯、红心薯、粉薯之类。其具有补中和血、益气生津、宽肠胃、通便秘的功效，可用于治疗脾虚水肿、疮疡肿毒、肠燥便秘。现代药理研究发现，山芋富含丰富的淀粉、维生素、纤维素等人体必需的营养成分和镁、磷、钙等矿物元素和亚油酸等，含有大量不易被吸消化酶破坏的纤维素和果胶，能刺激消化液分泌及肠胃蠕动，促进排便。

葵 甘，寒，无毒。又名冬葵、露葵、寒菜，有"百菜之首"的美称。葵菜在我国历史悠久，最早见于《诗经》，如《豳风·七月》"七月亨葵及菽"。古代葵菜为常见蔬菜，文人诗词中也常将葵作为题材，如唐白居易《烹葵》"昨卧不夕食，今起乃朝饥。贫厨何所有，炊稻烹秋葵。红粒香复软，绿英滑且肥"。至元代时仍可见推崇葵者，如《王祯农书》云："葵为百菜之主，备四时之馔，可防荒俭，可以菹腊（咸干菜），其根可疗疾"。但到了明代食用葵菜的已经很少见，如李时珍说："古者，葵为五菜之主，今不复食之"。葵具有清热利湿的作用，可用于治疗肺热咳嗽、黄疸、痢疾、小便不利、丹毒、疮疡等症。道家对此菜很推崇，主张十日一食，用来调和五脏。"采葵持作羹"，则是对葵菜用作羹的最好证明。葵性冷利，不可多食，孟诜认为常吃葵易引发宿疾；外感病后也不可食，损害眼目；服药期间勿食；不可同鲤鱼黍米同食。葵须同蒜一起食用，减少冷利引起的损害。

莼菜　甘，寒，无毒。又名蓴菜、水葵、锦带等。莼菜味道鲜嫩滑腻，用来调羹作汤，清香浓郁，被视为宴席上的珍贵食品，吴越之人尤为喜爱，并被文人墨客所称赞，相传乾隆帝下江南，每到杭州都必以莼菜调羹进餐，并派人定期运回宫廷食用。《食疗本草》云："和鲫鱼做羹食，下气止呕，……补大小肠虚气，不宜过多"。莼菜可清热解毒，消肿利水，健脾利肠。可用于治疗热痢、黄疸、痈肿、疔疮。莼菜性滑利，虽美味但不可多食，多食损人牙齿，令颜色憔悴。

蕨菜　甘，寒，无毒。俗称"山野菜"，又叫拳头菜、猫爪、龙头菜。食用蕨菜最早记载于《诗经》："陟坡南山，言采其蕨"，可见其历史久远。本品具有清热利湿、消肿、安神的功效。因其性味寒凉，故脾胃虚寒者不可多食，常人也不可多食，正如李时珍所云："蕨之无益，为其性冷而滑，能利水道，泄阳气，降而不升，耗人真元也"。现代药理研究表明，其含有丰富的氨基酸、多种维生素、微量元素和多种特有的营养素，有"山菜之王"的美称。但蕨菜含有一定的致癌成分，被认为是致使日本胃癌高发生率的元凶之一，故也不可多食。

萝卜　辛、甘，温，无毒。《新修本草》载"散服及炮煮服食，大下气，消谷和中，去痰癖，肥健人。生捣汁服，止消渴，试有大验"，本品具有清热生津，下气宽中，健脾消食的功效，在流行脑炎、煤气中毒、暑热、痢疾、腹泻、热咳带血等疾病的预防和治疗方面，有较显著的效果。

莲藕　甘，寒，无毒。本品具有清热生津，凉血，散瘀，止血之功效，可用于热病烦渴，吐衄血，下血等症。其中藕节尤擅止血，可用于吐血，咯血，衄血，尿血，崩漏等症。

莲子　甘，平，涩，无毒。《神农本草经》载"补中养神，益气力，除百疾，久服轻身耐老，不饥延年"。本品具有补脾止泻，益肾涩精，养心安神的功效。可用于治疗脾虚久泻，遗精带下，心悸失眠等病症。《食医心镜》认为其可"止渴，去热"，《随息居饮食谱》则认为其具有"镇逆止呕，固下焦，愈二便不禁"的作用。现代药理研究发现，其所含的氧化黄心树宁碱有抑制鼻咽癌的作用；所含的莲子碱、异莲心碱有显著的强心作用；从莲子心提取的莲子碱有强而持久的降压作用，对治疗高血压有一定效果。莲子化湿而易生燥，故大便干结者不可食。

银耳　甘、淡，平，无毒。银耳无论颜色、口感、功效都和燕窝相似，价格便宜，故有"穷人的燕窝"的称誉。既是营养滋补佳品，又是扶正强壮的补药，具有滋阴养血，补肺益气之功效。其可用于虚劳咳喘，痰中带血，腰膝酸软等症。现代研究表明，银耳能提高肝脏解毒能力，起保肝作用，对老年慢性支气管炎、肺源性心脏病有一定疗效，并且能增强肿瘤患者对放疗、化疗的耐受力。

肉类

鲫鱼 甘，温，无毒。孟诜曰："合莼作羹，主胃弱不食，调中，益五脏"，具有和中温胃进食，补中益气之功效。其可用于脾虚羸瘦，消渴饮水，肠风下血，水肿，疝气等症。一般人群均可食用，尤其适宜慢性肾炎水肿、肝硬化腹水、营养不良性浮肿之人食用；孕妇产后乳汁缺少之人；脾胃虚弱、饮食不香之人；小儿麻疹初期，或麻疹透发不快者；痔疮出血、慢性久痢者等。现代药理研究发现，鲫鱼可增强抗病能力、通乳催奶、美容、明目等的作用。

鲤鱼 甘，平，无毒。《名医别录》载"煮食，可治咳逆上气，黄疸，止渴。生者，则治水肿脚满、下气"，具有宽中下气，利水消肿，止咳喘的功效。其可用于水肿胀满，妊娠水肿，胎动不安，乳汁不通，咳喘反胃等病症。

鱼油 可以治疗小儿惊痫。

鱼鳞 具有止血功效，可用于崩中漏下，吐血，衄血，便血，痔疮等病症。

田螺 咸，寒，无毒。本品有清热利水的作用，可治热结小便不通、黄疸、脚气、水肿、消渴、痔疮、便血、止赤肿痛、疔疮肿毒等症。

驴肉 甘、酸、微苦，无毒。《食疗本草》载"主风狂，忧愁不乐，能安心气"，本品具有祛风补血，养心安神的功效。可用于虚劳劳损，风病眩晕，情志抑郁等症。《本草省常》认为多食驴肉能"动风，发痼疾，多食泄泻，同猪肉食成霍乱，同荸荠食成筋急病。孕妇忌之。"

黄牛肉 甘，温，无毒。《名医别录》载其"安中益气，养脾胃"。本品具有温补脾胃，消肿利水，强壮筋骨、益气养血的功效，治疗脾胃阳虚，脘腹疼痛，泄泻等疾病。《韩氏医通》云"黄牛肉补气，与绵黄芪同功。"《医林纂要》强调："牛肉味甘，专补脾土。脾胃者，后天气血之本，补此则无不补矣。"现代药理研究发现，其含有丰富的蛋白质、脂肪、维生素 B_1、维生素 B_2、钙、磷、铁、胆固醇、必需氨基酸等。由于黄牛肉性偏温，故火热、痰火、湿热之证均不宜食用，并且不宜多放姜，否则引起牙齿损害。煮牛肉时可以加入杏仁或者芦苇叶子，不仅提升肉质鲜味，同时能令肉易烂。

水牛肉 甘，平，无毒。《本草拾遗》载其"补虚壮健，强筋骨，消水肿，除湿气"，具有补脾肾，强筋骨，利小便的功效。本品可用于水肿，痛风，小便淋漓等病症。

牛皮 甘，平，无毒。以水牛皮为好，可用于治疗浮肿，小便短涩。同豆豉蒸煮可增强利水之功效。可以熬胶，名为黄明胶，本品具有祛风，补血之功效，可以代替阿胶。

牛骨髓 甘，温，无毒。《名医别录》载其"安五脏，平三焦，续绝伤，益气力，止泄利，去消渴"，具有补虚强健，益气滋阴的功效。本品可用于治疗阴虚劳热，五心烦热，消渴，泄利等症。食用骨髓益加入少许酒，以增进功效。

牛肝　甘，温，无毒。本品具有补肝明目的功效，宜与醋同用。

牛骨　甘，温，无毒。本品可用于治疗崩中带下，肠风便血，吐血，衄血等病症。

牛奶　甘，微寒，无毒。《日华子本草》载其"养心肺，解热毒，润皮肤"，本品具有清热滋阴，润肺通肠的功效。可用于热病引起的小儿呕吐，阴虚消渴。其性微寒，故食用时宜煮沸冷却后，温服。孙思邈认为这样食用牛奶对年老体虚的患者尤为适宜。

酥油　甘，微寒，无毒。牛奶所制成的乳制品。本品具有滋阴润燥，清心除烦，止血，润皮肤的功效。

羊肉　甘，大热，无毒。《本草纲目》载"羊肉能暖中补虚，补中益气，开胃健身，益肾气，养胆明目，治虚劳寒冷，五劳七伤"，具有补体虚、祛寒冷、温补气血；益肾气、补形衰、开胃健力；补益产妇、通乳治带、助元阳、益精血等的功效，可用于治疗肾虚腰疼、阳痿精衰、形瘦怕冷、病后虚寒、产妇产后大虚或腹痛、产后出血、产后无乳或带下等病症。羊肉是我国人们主要食用肉类之一，是冬季进补之佳品。其性大热，热病期间不能食用，孕妇慎食。

羊心　甘，温，无毒。本品具有解郁、补心的功效，可用于治疗膈气、惊悸。《食疗本草》认为其可补心。《随息居饮食谱》则认为其可治劳心膈痛。

羊肚　甘，温，无毒。本品可补虚健胃，治疗虚劳不足、手足烦热、尿频多汗等症。一般人群均可食用，尤适宜体质羸瘦，虚劳衰弱之人食用；适宜胃气虚弱，反胃，不食，以及盗汗，尿频之人食用。

羊肾　甘，温，无毒。本品具有补肾气、益精髓，治疗肾虚劳损、腰脊疼痛、足膝痿弱、耳聋、消渴、阳痿、尿频、遗溺。

羊肝　甘，苦，凉，无毒。本品具有益血、补肝、明目的功效，可用于治疗血虚萎黄羸瘦、肝虚目暗昏花、雀目、青盲、障翳等病症。羊肝不宜与竹笋一起烹炒或煮食，否则易产生某些有害于人体的物质。羊肝含铁丰富，是最理想的补血佳品之一；富含维生素 B_2，促进身体的代谢；富含维生素 A，可防止夜盲症和视力减退。

羊肺　甘，平，无毒。本品具有补肺、止咳、利水的功效，可用于治疗肺痿、咳嗽气喘、消渴、水肿、小便不利或频数等病症。一般人都可食用，但《随息居饮食谱》认为，外感示清者忌。现代研究表明，羊肺含有丰富蛋白质、铁、硒等营养元素，有补益肺气、利尿行水的作用。

羊白肠　即羊小肠，有补气、健步、固精、行水、厚肠、便溺有节之功效。

羊脊骨　甘，热，无毒。本品用于治疗肾虚腰痛，肾虚耳聋，小便膏淋等疾病。尤其适宜老年人进补，可搭配枸杞等食材，对于老年虚弱，脾胃不足，肾虚腰痛等均有良好的效果。

羊胫骨 甘，温，无毒。本品主治虚劳脾弱，脾肾虚导致的遗精、白浊，湿热引起的肢体痹痛，坚固牙齿，去面上暗斑，具有良好的美容效果。

羊油 甘，热，无毒。本品具有补虚祛风的功效，可用于治疗虚劳痢疾，产后虚羸，并且具有美容养颜的作用。

羊奶 甘，温，无毒。本品具有润心肺，止消渴，补肺肾的功效。本品可用于肺肾阴虚导致的咳嗽，腰膝酸软，肢体倦怠，胃阴虚导致的消渴干呕及口腔溃疡。《本草纲目》记载羊奶"合脂作羹食，补肾虚，及男女中风"。

猪肉 酸，冷，无毒。《本草拾遗》载其"压丹石，解热毒，宜肥热人食之"，本品具有补肾，清热之功效。可用于治疗浮肿胀满，小儿痢疾、水痘等病症。猪肉食用最多，但不宜多吃，易令人肥胖。

猪蹄 甘、咸，平，无毒。本品具有补血、通乳、托疮的功效，《随息居饮食谱》认为猪蹄"填肾精而健腰脚，滋胃液以滑皮肤，长肌肉可愈漏疡，助血脉能充乳汁，较肉尤补。"现代研究表明，其富含胶原蛋白，是美容养颜佳品。有"美容食品"、"类似于熊掌的美味佳肴"的称誉。

猪肾 甘，平，无毒。本品具有补肾疗虚、生津止渴的功效，适用于肾虚腰痛、水肿、耳聋等病症。《本草纲目》云："猪肾性寒，不能补命门精气，方药所用，借其引导而已。"现代药理研究表明，猪肾含有锌、铁、铜、磷、维生素A、B族维生素、维生素C、蛋白质、脂肪、碳水化合物等成分。

猪肚 甘，温，无毒。本品可用于治疗虚劳羸弱、泄泻、下痢、消渴、小便频数、小儿疳积等的病症。《本草经疏》云："猪肚，为补脾之要品。脾胃得补，则中气益，利自止矣……补益脾胃，则精血自生，虚劳自愈。"现代研究发现，猪肚中含有大量的钙、钾、钠、镁、铁等元素和维生素A、维生素E、蛋白质、脂肪等成分。

猪肝 甘、苦，温，无毒。本品具有补肝明目、养血的功效。本品适用于气血虚弱、面色萎黄、缺铁性贫血者；肝血不足所致的视物模糊不清、夜盲、眼干燥症、小儿麻疹病后角膜软化症、内外翳障等眼病者；癌症患者及放疗、化疗后；贫血的人、常在电脑前工作、爱喝酒的人等。本品是补血佳品之一。现代药理研究发现，猪肝含有丰富的蛋白质、矿物质钙、磷、铁、锌、钾、硒、维生素、叶酸等物质，能防治贫血和有效地补充维生素A。

猪心 甘、咸，平，无毒。本品具有补虚、安神定惊、养心补血的功效，可治疗心虚失眠、惊悸、自汗、精神恍惚等症，适宜心虚多汗、自汗、惊悸恍惚、怔忡、失眠多梦之人和精神分裂症、癫痫、癔病者食用。《随息居饮食谱》认为其可"补心，治恍惚，惊悸，癫痫，忧恚诸证。"现代医学研究发现，猪心含有蛋白质、脂肪、钙、磷、铁、维生素B_1、维生素B_2、维生素C以及烟酸等，这对加强心肌营养，增强心肌收缩力有很大的作用。这个研究与传统中医的"以心补心"的观点一致。由于猪心含胆固醇偏高，故高胆固醇血症者应忌食。

猪肺　甘，微寒，无毒。本品补肺，可治疗肺虚咳嗽、咳血。

猪油　甘，微寒，无毒。本品具有活血，解毒，润肺之功效。可用于小便不利，黄疸，肺热咳嗽、失音，产后虚劳，手足皲裂等症。

猪血　咸，平，无毒。本品具有补血止血，利尿通淋的功效。服滋补药期间禁食猪血，不可与黄豆同用，令人气滞。

野猪肉　甘，平，无毒。本品具有治疗虚弱羸瘦，便血，痔疮出血等的作用。《食疗本草》认为其具有"主癫痫，补肌肤，令人虚肥，肉色赤者，补人五藏，不发风虚气也"的功效。

熊肉　甘，温，无毒。《千金·食治》载其"主风痹不仁，筋急五缓"，具有补虚损、强筋骨的功效，可用于治疗脚气、风痹、手足不遂、筋脉挛急等病症。

鹿肉　甘，温，无毒。《本草纲目》载其："补虚羸，益气力，强五脏，养血生容"，具有补脾益气、温肾壮阳的功效。鹿肉适用于虚损羸瘦，气血不足，体倦乏力，或产后缺乳；肾虚阳衰，肾精不足，腰脊酸软，畏寒肢冷，阳痿精少。李时珍云："鹿之一身皆益人，或煮或蒸，或脯，同酒食之良。大抵鹿乃仙兽，纯阳多寿之物，能通督脉，又食良草，故其肉、角有益无损。"

海蜇　咸，平，无毒。本品具有清热，化痰，消积，润肠的功效，适用于痰嗽、哮喘、痞积胀满、大便燥结、脚肿、痰核等病症。《随息居饮食谱》认为其可"清热消痰，行瘀化积，杀虫止痛，开胃润肠，治哮喘，疸黄，症瘕，泻痢，崩中带浊，丹毒，癫痫，痞胀，脚气"。

鹁鸽　咸，平，无毒。本品具有解药毒的作用，可用于治疗恶疮、疥癣、白癜风等疾病。

黄雌鸡　甘、酸、咸，平，无毒。《名医别录》载其主治"伤中消渴，小便数而不禁，肠澼泄痢，补益五脏，续绝伤，疗五劳，益气力"，具有益气养阴，止遗止泻的功效。本品可用于消渴饮水，脾胃虚弱导致的气短乏力、泄泻，病后虚汗；尤其适宜产后虚弱，与粳米、百合同用，做羹食，补虚除羸。水痘麻疹期间禁食鸡肉鸡蛋。

乌鸡　甘，平，无毒。本品具有滋阴清热、补肝益肾、健脾止泻等作用。食用乌鸡，可提高生理机能、延缓衰老、强筋健骨，对防治骨质疏松、佝偻病、妇女缺铁性贫血症等有明显功效。适合一切身体者，尤其对体虚血亏、肝肾不足、脾胃不健的人效果更佳。唐朝时，曾将乌鸡作为主要成分用于制作丹药，治疗所有的妇科疾病。现代医学研究表明，乌鸡内含丰富的黑色素，蛋白质，B族维生素等18种氨基酸和18种微量元素，其中烟酸、维生素E、磷、铁、钾、钠的含量均高于普通鸡肉，胆固醇和脂肪含量却很低，乌鸡的血清总蛋白和球蛋白质含量均明显高于普通鸡，乌鸡肉中含氨基酸高于普通鸡，而且含铁元素也比普通鸡高很多具有极高的营养价值极高，被誉为是"黑了心的宝贝"。

雉 《广雅·释鸟》："野鸡，雉也。"王念孙疏证："谓之野雉者，野鄙所畜之鸡矣。"本品具有"补中、益气力、止泄痢、除蚁瘘"等功效。

鸡头 甘，温，无毒，本品具有补肝肾、宣阳通络的功效，临床可用于治疗小儿痘浆不起、时疹疮毒、蛊毒等。《本草再新》认为其有"养肝益肾"的作用。

鸡肝 甘，苦，温，无毒。本品具有补肝肾的作用，可用于治疗肝虚两目昏暗，肾虚遗尿，并可以安胎。

鸡嗉 甘，平，无毒。本品可治疗气滞食积，小便不禁。

鸡蛋 甘，平，无毒。《日华子本草》载其"镇心，安五脏，止惊安胎，治妊娠天行热疾狂走，男子阴囊湿痒，及开喉声失音，醋煮食之，治赤白久痢，及产后虚痢。光粉同炒干，治疳痢，及妇人阴疮。和豆淋酒服，治贼风麻痹。醋浸令坏，傅疵奸。作酒，止产后血运，暖水脏，缩小便，止耳鸣。和蜡炒，治耳鸣，聋及疳痢"。鸡蛋作为常用食材之一，不仅味美而且其治疗方面广泛，养阴清热，健脾益气，并且有美容养颜之作用。

蛋清 甘，微寒，无毒。蛋黄偏寒，长于清热，用于目赤肿痛，心烦，烦热，黄疸及烫伤等病症。用酒和蛋清，密封七日，之后夜间做面膜使用，可以去除面色黄褐斑、黑斑及粉刺等，具有良好的美容效果。

蛋黄 甘，温，无毒。蛋黄偏温，长于温补，用于治疗虚寒呕吐，寒湿下利，妊娠安胎等。蛋黄可以消除瘢痕，将煮熟的鸡蛋的蛋黄取出，炒黑，涂抹于瘢痕上，一日三次，长时间使用即可淡化或消除瘢痕。

鳝鱼 甘，温，无毒。本品具有益气血、补肝肾、强筋骨、祛风湿的功效，可用于治疗虚劳、疳积、阳痿、腰痛、腰膝酸软、风寒湿痹、产后淋沥、久痢脓血、痔瘘、臁疮等。因鳝鱼死后容易产生组胺，诱发中毒现象，故最好是在宰后即刻烹煮食用。黄鳝在小暑前后最为肥美，民间有"小暑黄鳝赛人参"的说法。现代药理研究发现，鳝鱼中含有丰富的DHA和卵磷脂，它是构成人体各器官组织细胞膜的主要成分，而且是脑细胞不可缺少的营养。其所含的特种物质"鳝鱼素"，有清热解毒、凉血止痛、祛风消肿、润肠止血等功效，能降低血糖和调节血糖，对痔疮、糖尿病有较好的治疗作用，加之所含脂肪极少，因而是糖尿病患者的理想食品。此外，还富含维生素A，有助于增强视力。

鲍鱼 辛、臭，温，无毒。《本草纲目》："煮汁，治女子血枯病伤肝，利肠。同麻仁、葱、豉煮羹，通乳汁。"鲍鱼历来有"海味珍品之冠"、"一口鲍鱼一口金"之说，其价格昂贵，是中国古代名贵食材。鲍鱼具有滋阴补养，止渴通淋的功效，可用于治疗肝热上逆、头晕目眩、骨蒸劳热、青盲内障、高血压、眼底出血等疾病。鲍壳，即中药之石决明，具有明目退翳、清热平肝、滋阴壮阳的作用。现代药理发现，鲍鱼肉含鲜灵素Ⅰ与鲍灵素Ⅱ，可抑制癌细胞生长。

蚶　甘，温，无毒。本品具有补气养血、温中健胃的功效，治疗痿痹、胃痛、消化不良、下痢脓血等病症。现代药理研究发现，其具有抗心肌缺血、抑制中枢神经系统等作用。

獭肝　甘，咸，平，无毒。本品具有养阴、除热、宁嗽、止血的功效，可治疗虚劳、骨蒸潮热、盗汗、咳嗽、气喘、咯血、夜盲、痔疮下血。

果类

枸杞　甘，平，无毒。本品具有补肾养肝、润肺明目等的功效，适用于肝肾亏虚、头晕目眩、目视不清、腰膝酸软、阳痿遗精、虚劳咳嗽、消渴引饮等病症，对于女性而言，枸杞还具有美白养颜的功效。《神农本草经》载："枸杞，主五内邪气，热中，消渴，周痹，风湿"。《本草正义》载："枸杞，味重而纯，故能补阴，阴中有阳，故能补气，所以滋阴而不致阴衰，助阳而能使阳旺"。中医中有"枸杞养生"之说，《神农本草经》记载："枸杞久服能坚筋骨、耐寒暑，轻身不老，乃中药中之上品"，宋代陈直撰写的《养老奉亲书》中提到枸杞的作用"明目驻颜，轻身不老"。

枣　甘，平，无毒。《神农本草经》载其："主心腹邪气，安中养脾助十二经，平胃气，通九窍，补少气，少津液，身中不足，大惊，四肢重，和百药。久服轻身长年"。本品具有补脾胃，益气血，安心神，调营卫，和药性的功效，可用于治疗脾胃虚弱，气血不足，食少便溏，倦怠乏力，心悸失眠，妇人脏躁等症。枣不过多食，多食反损脾胃，最好煮熟后去皮核食用。

梨　甘酸，凉，无毒。又名快果、玉乳、蜜父。本品具有养阴清肺，止咳化痰之功效，可用于治疗阴虚燥咳，干咳无痰，口干喜饮。脾胃虚寒，便溏泄泻，及咳吐白痰或稀痰者慎用。

栗子　咸，温，无毒。本品具有益气健脾，补肾强筋，活血消肿，止血之功效，可用于脾虚泄泻，反胃呕吐，脚膝酸软，筋骨折伤肿痛，瘰疬，吐血，衄血，便血等症。《本草纲目》载"风干之栗，胜于日曝，而火煨油炒，胜于煮蒸，仍须细嚼，连液吞咽则有益，若顿食至饱，反致伤脾矣。"

山楂　酸，平，无毒。又名鼠楂、红果、山里红。本品具有健胃消食、活血化瘀之功效，可用于治疗肉食积滞，胃脘胀满，泻痢腹痛，瘀血经闭，产后瘀阻，心腹刺痛，胸痹心痛，疝气疼痛等症。李时珍认为饭后每次吃二三颗山楂有助于消化，但不可过多食用，过多反而克伐脾胃。

花卉类

锦带　又名文冠花，生如锦，叶始生，柔脆可羹，杜甫故有"香闻锦带羹"之句。或谓莼之紫纤如带，况莼与菰同生水滨。昔张翰临风必思莼鲈以下气。按《本草》："莼鲈同羹，可以下气止呕。已是知张翰当事意气抑郁，随事呕逆，固有此思耳，非莼鲈。而杜甫卧病江阁，恐同此意也。谓锦带为花，或未必然。然仆居山时，固有羹此花者，其味亦不恶。注谓吐绶鸡，则远矣。"

桂花 辛，温，无毒。本品具有温肺化饮，散寒止痛之功效。本品用于痰饮咳喘，脘腹冷痛，肠风血痢，经闭痛经，寒疝腹痛，牙痛，口臭。桂花是中国传统十大名花之一，如《山海经·南山经》中提到的招摇之山多桂，屈原的《九歌》有"援北斗兮酌桂浆，辛夷车兮结桂旗"之句，《吕氏春秋》中盛赞："物之美者，招摇之桂"，深受历代文人所喜爱。桂花也是较早药食两用的花卉之一，在羹汤、糕点、酿酒、制茶等多方面均有应用。

菊花 苦，平，无毒。又名节华、日精、更生。《神农本草经》载其："诸风头眩肿痛，目欲脱，泪出，皮肤死肌，恶风湿痹。久服利血气，轻身耐老延年。"本品具有疏散风热，清肝明目之功效，可用于治疗风热感冒，头痛眩晕，目赤肿痛，眼目昏花，疮痈肿毒等症。气虚胃寒，食少泄泻者慎用。

药物类

藿香叶 辛，温，无毒。本品具有化湿醒脾，辟秽和中，散寒解表之功效，可用于治疗湿阻脾胃，脘腹胀满，湿温初起，呕吐，泄泻，恶寒发热，胸脘满闷等症。

车前子叶 甘，寒，无毒。本品具有清热利尿、清肝明目、祛痰止咳、渗湿止泻的功效，可用于治疗湿热内郁之水肿；泌尿系感染时出现的尿频、尿急、尿痛；暑热泄泻、菌痢；肝热所致的目赤肿痛，怕光流泪，视物昏花。现代药理研究发现，车前叶有显著的利尿、祛痰、抗菌、降压的作用。

牛膝 苦、酸，平，无毒。本品具有祛寒湿、强筋骨、活血利尿的功效，适用于寒湿痿痹，腰膝疼痛，月经不调，吐血，衄血，淋病等病症。《本草纲目》认为其可"治寒湿痿痹，老疟，淋闭，诸疮。功同根，春夏宜用之。"

百合 甘，平，无毒。《神农本草经》载"主邪气腹胀，心痛，利大小便，补中益气"，具有养阴润肺，健脾利水之功效。本品常用于阴虚燥咳，劳嗽咳血，虚烦惊悸，失眠多梦，水饮腹痛等症。李时珍认为百合应该搭配肉类食用，蒸煮均可，可以增进其疗效。

葛根粉 《本草纲目》记载，葛粉具有清热降火、滋阴解毒、升阳生津、开胃进食的功效，可用于胸膈烦热、中风头痛、高血压、冠心病、降血脂、抗癌、消癌肿、减肥胖、抗衰老等疾病的治疗与预防方面。现代药理研究发现，其富含人体必需的锌、铁、钙、维生素 B_1、B_2 等微量元素及多种氨基酸，是营养价值很高的天然食品。葛根粉兼具药用价值和营养保健功效，是老少皆宜的名贵滋补品，被誉为"千年人参"。

益母草　苦、辛，微寒，无毒。又名茺蔚、坤草、九重楼、云母草。本品具有活血调经，利尿消肿，清热解毒之效，可用于月经不调，痛经经闭，恶露不尽，水肿尿少，疮疡肿毒等症。

肉苁蓉　甘、咸，温，无毒。本品是一种寄生在沙漠树木梭梭根部的寄生植物，有"沙漠人参"之美誉。《本草纲目》认为"此物补而不峻，故有从容字号"。具有补肾壮阳、填精补髓、养血润燥、悦色延年等功效。现代药理研究发现，肉苁蓉具有抗衰老、调整内分泌和免疫、促进代谢、强壮、促进脱氧核糖核酸合成等的作用。本品适用于体虚便秘、产后便秘、病后便秘及老年便秘者；患有男子遗精、早泄、阳痿、精子稀少不育等病症者；妇女带下、不孕症、四肢不温、月经不调、腰膝酸痛等病症。

杜仲　甘，温，无毒。本品具有补益肝肾、强筋壮骨、调理冲任、固经安胎之功效，可用于治疗肾阳虚引起的腰腿痛或酸软无力，肝气虚引起的胞胎不固，阴囊湿痒等症。

地黄　甘，凉，无毒。本品具有清热凉血，补血活血之功效，可用于热病烦渴，阴虚内热，骨蒸劳热，内热消渴，吐血，衄血，发斑发疹等症。经炮制后熟地性甘温，其补益作用较生地黄强，具有补肾填精，养阴补血的作用，其凉血止血功效降低。

当归　辛，温，无毒。本品具有补血活血，调经止痛，润肠通便之功效，可用于血虚萎黄，眩晕心悸，月经不调，经闭痛经，虚寒腹痛，风湿痹痛，跌扑损伤，痈疽疮疡，肠燥便秘等症。

川芎　辛，温，无毒。本品具有行气开郁，祛风燥湿，活血止痛之功效，可用于治疗风冷头痛，胁痛，寒痹筋挛，痛经闭经，月经不调，跌仆肿痛，风湿痹痛等症。川芎辛温香燥，走而不守，既能行散，故阴虚燥热之人慎用。

党参　甘，平，无毒。本品具有补中益气，健脾益肺，养血生津之功效，可用于治疗脾肺气虚，食少倦怠，咳嗽虚喘，气血不足，面色萎黄，心悸气短，津伤口渴，内热消渴。

草果　辛、微苦，无毒。调味香料，具有特殊浓郁的辛辣香味，该香气能除腥气、增进食欲，被誉为食品调味中的"五香之一"。本品具有燥湿健脾、除痰截疟的功能，主治脘腹胀满、反胃呕吐、食积疟疾等症。《本草蒙筌》中记载"大耗元阳，老弱虚羸，切宜戒之"，故身虚畏寒者慎用；气虚或血亏，无寒湿实邪者忌服。

高良姜　辛，热，无毒。本品具有温胃止呕，散寒止痛的功效，可用于治疗脘腹冷痛，胃寒呕吐，嗳气吞酸等症。

茵陈　苦、辛，微寒，无毒。本品具有清热利湿、退黄的功效，用于治疗黄疸、小便不利、湿疮瘙痒、传染性黄疸型肝炎等。历来有"华佗三试青蒿草"，相传华佗给一黄痨病人治病，但使用了青蒿多次，均无效果。后华佗领悟到春三月为阳气升发之时，当采摘三月蒿草方能达到药效。第二年春天尝试了多个黄痨病人，发现果然三月茵陈才有药效。并编歌诀供后人借鉴："三月茵陈四月蒿，传于后人切记牢。三月茵陈治黄痨，四月青蒿当柴烧。"

泽泻 甘、淡，寒，无毒。本品具有利水渗湿、泄热通淋的功效，可治疗小便不利、热淋涩痛、水肿胀满、泄泻、痰饮眩晕、遗精等病症。现代医学研究发现，泽泻可降低血清总胆固醇及三酰甘油含量，减缓动脉粥样硬化形成；泽泻及其制剂现代还用于治疗内耳眩晕症、血脂异常、遗精、脂肪肝及糖尿病等。但泽泻具有肝毒性、肾毒性，服用不当，能让肝脏、肾脏出现肿胀以及其他中毒症状。

云母 甘，温，无毒。本品又名云华、云英、云珠、云粉石，为硅酸盐类矿物质，呈板片层状，透明或半透明。本品具有纳气坠痰、止血敛疮的功效，可用于治疗虚喘、眩晕、惊悸、久痢、痈疽等疾病，少食常食能令人美颜色。古诗云："水晶糜角云母粉，钱铿服食享遐龄。此乃食疗胜药物，煌煌寿城望可登。"《本草纲目》曰，云母有"冶身皮死肌、中风寒热、除邪气、安五脏、益子精、明目，久服轻身延年。下气坚肌，续绝补中，永五劳七伤。虚损少气、止痢，久服悦泽不老，耐寒暑"等功效，并云其"久服云母"，可"颜色日少，长生神仙"。

磁石 咸，寒，无毒。本品具有镇惊安神，平肝潜阳，聪耳明目，纳气平喘之功效，可用于惊悸失眠，头晕目眩，视物昏花，耳鸣耳聋，肾虚气喘等症。其性重坠，气虚、脾胃虚弱之人慎用。

第五章 羹 方

羹方是方剂的一个特殊类别，在组方原则上同方剂一致，重视理法方药整体性，君臣佐使的配合。

第一节 治 法

因所选择食材的功效与主治的不同，羹材经过烹饪后可以加工制作成具有汗、吐、下、和、温、清、消、补等中医不同治法的处方。而由于羹方本身的特点，其治法以温、清、补使用为最多。

温法，通过温里祛寒的作用，使在里之寒邪得以消散，阳气得以恢复，代表羹方如白羊肾羹、台苗羹等。

清法，通过清热、泻火、凉血等作用，使在里之热邪得以解除，代表羹方如小豆叶羹、车前子叶羹等。

补法，通过补益人体气血阴阳，或增强脏腑功能，使人体诸虚劳损症得以康复。代表羹方如牛羹、百合银耳羹等。

第二节 结 构

羹方的组成结构也有君臣佐使之分，一般以主要羹材为君臣，为羹方主要功效的体现；辅助材料如葱姜醋等为佐使，配合或反佐君臣羹材发挥作用。

1. **君药**：即在处方中对处方的主证或主病起主要治疗作用的药物。它体现了处方的主攻方向，其药力居方中之首，是组方中不可缺少的药物。

2. **臣药**：是辅助君药加强治疗主病和主证的药物。

3. **佐药**：意义一是为佐助药，用于治疗次要兼证的药物，二是为佐制药，用以消除或减缓君药、臣药的毒性或烈性的药物，三是为反佐药，即根据病情需要，使用与君药药性相反而又能在治疗中起相成作用的药物。

4. **使药**：意义一是引经药，引方中诸药直达病所的药物，二是调和药，即调和诸药的作用，使其合力祛邪，如牛膝、甘草就经常作为使药入方。

第三节 配 伍

徐灵胎在《医学源流论》中说："圣人为之制方以调剂之，或用以专攻，或用以兼治，或相辅者，或相反者，或相用者，或相制者，故方之既成，能使药各全其性，亦能使药各失其性。操纵之法，有大权焉。此方之妙也"。可见，配伍得当更能发挥药物的作用，提高效果。羹方常用配伍方法有以下两种：

1. **相辅相成** 这是羹方最常用的配伍方法，主要体现为功效相近的药物配合应用，产生协同增效的作用。如羊肉温中补虚，配伍草果、高良姜，增强其温中散寒效果。

2. **相反相成** 相反指的是羹材药性如寒热温凉、升降浮沉等相反，在羹方中，此类羹材互相配合，通过相互牵制而制约羹材的某种偏性，如螃蟹性寒，烹饪时加入葱姜等相反材料，制约其寒性。

第四节 禁 忌

由于羹材有其自身的偏性与特点，故在疾病的预防与治疗过程中，要依据羹材本身的特征辨证施材，以突出羹材本身的药用价值，否则不恰当地使用会导致毒副作用的产生。羹方作为食疗的一种方式，副作用小，但仍有其禁忌，主要体现为两点：一、使用禁忌，羹方的使用应该根据个体的体质、健康状况等不同情况个性化制定，如阴虚体质慎用温补类羹方，妊娠期间慎用含有活血或药性滑利的羹材，如当归、螃蟹等；二、配伍禁忌，指羹材配伍使用之间，要注重配伍的合理性，如葵菜冷利，猪肉酸冷，两者不宜同用，同用伤脾肺之气，令人气短乏力。

第五节 方 选

【薏苡羹】
出处：《圣济总录》卷一八八。
组成：薏苡仁、羊肉适量，葱、豉少许。
功效：轻身，益气，嗜食。
主治：肾劳虚损，精气竭绝。
用法：薏苡仁同羊肉作羹，依据个人口味适当加入调味品，放入葱、豉，煮令香熟。

【藕实羹】

出处:《太平圣惠方》卷九十六。

组成:藕 150 克,甜瓜皮 200 克,莼菜 200 克。

功效:补中益气,除烦止渴。

主治:烦热或渴,补中,养神益气,除百疾,令人心神悦畅。

用法:以上材料切成小块,拌上豆豉汁,放入水中同煮,加入适量调料调味。

【藕实羹】

出处:《圣济总录》卷一百九十。

组成:藕实五枚,甜瓜两枚,葱白五茎,豆豉适量。

功效:补中养神益气。

主治:痈疽发背。

用法:将藕和甜瓜去皮,豆豉煎煮成浓汁,然后用豉汁煮藕实,然后下甜瓜和葱,煮熟,加入盐、醋等调料调味。

【藿叶羹】

出处:《太平圣惠方》卷九十六。

组成:藿香叶 500 克,葱白 1 握。

功效:清暑降气。

主治:气壅,烦热或渴。

用法:将材料切碎,放入豉汁中,加入适量水同煮,加入适量调料调味。

【貒肉羹】

出处:《太平圣惠方》卷九十六。

组成:貒猪肉 250 克,粳米 100 克。

功效:健脾利水。

主治:老人水气浮肿,身皮肤痒燥,气急不能下食,心暖胀满,气欲绝。

用法:将肉切成小块,同米放入水中同煮,加葱、豉、椒、姜等调料调味。每日空腹食用。

【貒肉羹】

出处:《饮膳正要》卷二。

组成:貒肉 500 克,葱 5 茎,草果 3 个,粳米 30 克。

功效:健脾利水。

主治:水肿浮气,腹胀,小便涩少。

用法:将肉切成小块,同葱、草果、粳米一起放入水中同煮,加入花椒、豆豉、盐等调料调味,空腹食用。

【小豆叶羹】

出处:《太平圣惠方》。

组成：小豆叶 500 克。

功效：清热利水。

主治：水肿，小便数多。

用法：将小豆叶切碎，放入豉汁中煮，加入适量调料调味。

【獭肝羹】

出处：《饮膳正要》卷二。

组成：獭肝 1 副。

功效：滋阴润燥，养阴清热。

主治：久痔下血不止。

用法：将獭肝切成块，煮熟，加入调料调味，空腹食用。

【车前子叶羹】

出处：《圣济总录》一九十。

组成：车前子叶 500 克，葱白 5 茎，粳米 50 克。

功效：利尿，清热，明目，祛痰。

主治：主热淋，小便出血疼痛。水肿，泻利，黄疸，目赤肿痛，咳嗽痰多。

用法：先将适量豉汁煮沸，然后下米煮熟，再下车前叶，葱白，入少盐醋，空腹食用。

【牛羹】

出处：《臞仙活人心方》。

组成：黄牛肉适量。

功效：止吐泄，安中益气，养脾胃。

主治：霍乱吐泻，不思饮食。

用法：将肉洗净，切块，放入水中煮烂，加入适量调料调味。

【牛膝叶羹】

出处：《太平圣惠方》。

组成：牛膝叶 200 克，龙葵叶 200 克，地黄叶 200 克，生姜 25 克，豆豉 80 克。

功效：养阴清热。

主治：骨蒸劳，背膊烦疼，口干壮热，四肢无力。

用法：先将姜、豆豉煮成浓汁，去姜、豉，然后放入牛膝叶等材料煮作羹。入少盐醋，调和味道。

【乌雌鸡羹】

出处：《太平圣惠方》卷九十五。

组成：乌雌鸡 1 只。

功效：祛风除湿，补虚。

主治：中风湿痹，五缓六急，骨中疼痛，不能踏地。

用法：先将鸡肉洗净，煮熟，切碎，然后用豉汁、姜、花椒、葱、酱调和作羹。空腹食用。

【乌雌鸡切面羹】

出处：《太平圣惠方》卷九十六。

组成：乌雌鸡半只，白面200克，桑根白皮30克，赤茯苓30克，桂枝10克。

功效：宽中下气，健脾利湿。

主治：五噎，饮食不下，胸中结塞，瘦弱无力。

用法：将赤茯苓、桂枝打成末，放入面中，然后用水煮桑根白皮汤溲面，切。加入豉汁和煮熟，与鸡肉调和。

【生薯药羹】

出处：《太平圣惠方》卷九十六。

组成：生山药250克，薤白250克。

功效：健脾利湿。

主治：下焦虚冷，小便多数，瘦损无力。

用法：将山药和薤白切碎，放到豉汁中同煮，加入适量调料调味。

【白羊肾羹】

出处：《饮膳正要》卷二。

组成：白羊肾2具，肉苁蓉30克，羊肉120克，胡椒6克，陈皮3克，荜茇6克，草果6克。

功效：温中补虚，强筋骨。

主治：虚劳，阳道衰败，腰膝无力。

用法：将羊肾，肉苁蓉、羊肉切成片，同胡椒、陈皮、荜茇、草果放入水中同煮，加葱白、盐、酱煮调味。

【白雄鸡羹】

出处：《太平圣惠方》卷九十六。

组成：白雄鸡1只。

功效：安五脏，下气。

主治：风邪癫痫，不欲睡卧，自能骄居，妄行不休，言语无度。

用法：将鸡肉煮烂，把肉漉出，将肉切碎，于肉汁中入葱、姜等调料作羹。空腹食用。

【台苗羹】

出处：《饮膳正要》。

组成：羊肉2500克，草果5个，良姜6克。

功效：补中益气。

用法：将羊肉、草果、高良姜一起熬成汤，滤出材料，用羊肝下酱，取清汁，将豆粉 2500 克，乳饼 1 个，山药 1 斤，胡萝卜 10 个，羊尾子 1 个，羊肉等，各切细，加入台子莱、韭菜、胡椒各 30 克，盐、醋调和味道。

【地黄叶猪肾羹】

出处：《太平圣惠方》卷九十七。

组成：生地黄叶 120 克，猪肾 60 克，豆豉 30 克，生姜 10 克，葱白 3 茎。

功效：滋阴补肾，除虚热。

主治：骨蒸劳，乍寒乍热，背膊烦痛，瘦弱无力。

用法：先把猪肾洗净，去掉油脂，将地黄叶、猪肾、生姜、葱白切碎，将豆豉煮成浓汁，去掉豆豉，加地黄叶等于汁中煮，加盐、酱、醋、米等调味。

【鲫鱼羹】

出处：《饮膳正要》。

组成：荜茇 10 克，缩砂仁 10 克，陈皮 10 克，大鲫鱼 1000 克，大蒜 2 头，胡椒 10 克，葱、食盐、酱油、泡辣椒、菜油各适量。

功效：醒脾暖胃。

主治：脾胃虚寒之慢性腹泻、慢性痢疾。

用法：将鲫鱼去鳞、鳃和内脏，洗净。在鲫鱼腹内，装入陈皮、缩砂仁、荜茇、大蒜、胡椒、泡辣椒、葱、食盐、酱油备用。在锅内放入菜油烧开，将鲫鱼放入锅内煎熟，再加入水适量，炖煮成羹即成。空腹食用。

【鲫鱼羹】

出处：《食医心鉴》。

组成：鲫鱼 250g，淡豆豉、胡椒粉、莳萝粉、橘皮粉、干姜粉各适量，姜、葱、蒜、酱油、料酒、精盐各少许。

功效：健脾益气。

主治：脾胃气虚，不能饮食，虚弱无力。

用法：将鲫鱼去鳞、去肠肚、去外皮，剔去骨刺，洗净，用刀背切成茸，用水把鱼茸调成糊状。锅内放水及豆豉烧开，将鱼茸倒入后再烧开，改用文火煮 5 分钟，然后放胡椒粉、莳萝粉、橘皮粉、干姜粉及姜、葱、蒜、酱油、料酒、精盐，再烧开。将素油放另一锅中加花椒烧开，去花椒将油泼在鱼羹上即可。

【葛粉羹】

出处：《饮膳正要》。

组成：葛粉 250 克，荆芥穗 50 克，淡豆豉 150 克。

功效：滋阴平肝，祛风开窍。

主治：中风、言语謇涩、神志昏聩、手足不遂、中老年人脑血管硬化及预防中风等。

用法：将葛粉捣碎成细粉末，再制成面条，把荆芥穗和淡豆豉用水煮六七沸，去渣取汁，再将葛粉面条放入淡豆豉汁中煮熟。

【鹿肾羹】

出处：《饮膳正要》。

组成：鹿肾一对。

功效：补肾壮阳，益精暖宫。

主治：肾虚、耳聋。

用法：将鹿肾洗去油脂，切碎，放入豉汁中，再加入粳米90克，加入适量调料调味，空腹食用。

【猪蹄羹】

出处：《太平圣惠方》。

组成：猪蹄1只，粟米90克。

功效：补虚下乳。

主治：产后虚损，少乳。

用法：将猪蹄洗净，同粟米放入水中煮烂，加入适量调料调味。

【三石猪肾羹】

出处：《太平圣惠方》卷九十七。

组成：紫石英150克，白石头150克，磁石150克，猪肾2对，肉苁蓉60克，枸杞叶250克。

功效：温阳补肾。

主治：肾气不足，阳道衰弱。

用法：将紫石英、白头石、磁石打碎，猪肾洗去油脂，枸杞叶切碎。先用五大碗水煮紫石英、白头石、磁石，煮去一半水，去掉石头，放入猪肾、苁蓉、枸杞、盐、酱等调料，作羹，空腹食用。

【鹿蹄肉羹】

出处：《太平圣惠方》卷九十五。

组成：鹿蹄1具。

功效：补肝肾，强筋骨，祛风湿。

主治：风湿痹痛，脚膝疼痛，不能践地。

用法：将鹿蹄洗净，煮熟，切碎，放入适量调料调味，空腹食用。

【鹁鸽羹】

出处：《饮膳正要》卷二。

组成：白鹁鸽1只，苏叶适量。

功效：滋阴止渴。

主治：消渴，饮水无度。

用法：将鸽肉切成大片，同苏叶一起煮，加入适量调料调味，空腹食用。

【随补羊肉羹】

出处:《罗氏会约医镜》卷二。

组成:羊肉适量。

功效:温阳补气。

主治:一切体弱神昏,不爱饮食,倦怠无力。

用法:将羊肉照常加盐酱等烹调,如命门火衰,或脚膝冷,或身体冷,或腹冷腹痛,大便溏泄,不思饮食,或食不化,每30克羊肉用熟附子3克同煮,或食或楝去不食,若用附子研末同煮更妙。虚弱之症,须多用数次。如气虚者,四肢无力,神气短少,用蜜制黄芪煎水煮羊肉。如血虚者,唇白肤枯,或失血之后,或妇人生产之后,或月水之后,而色淡血少,用当归煎水煮羊肉。如脾胃虚弱,不能多食,或泄泻,或瘦削,这种情况,小儿最多,成人也时有发生,用淮山药炒黄,或稍加熟附子,共研细末敷羊肉服用。

【葵菜羹】

出处:《饮膳正要》卷二。

组成:葵菜叶适量。

功效:清热,解毒,利湿。

主治:小便癃闭不通、小便秘涩、烦热燥痛。

用法:将葵菜叶洗净,切碎,放入水中煮熟,加入适量调料调味,空腹食用。

【葵菜羹】

出处:《养老奉亲》。

组成:葵菜120克,青粱米90克,葱白5茎。

功效:清热滑窍,利尿通淋。

主治:老人淋,尤其是温热淋症,小便秘涩,烦热燥痛,四肢寒栗。极治小便不通。

用法:将葵菜洗净,葱白切断,将青粱米煮熟,下葵菜、葱白,再煮1~2沸,成稀羹状即可。

【蔄竹叶羹】

出处:《医方类聚》卷一八四。

组成:蔄竹叶250克。

功效:清热,利湿,止血。

主治:痔疾下血。

用法:将蔄竹叶洗净切碎,放入开水中煮熟,加入盐、椒、葱白调和味道,空腹食用。

【羊头羹】

出处:《医疗保健汤茶谱》。

组成：羊骨、羊头、黑芝麻、黑豆、葱、生姜、白胡椒适量。

功效：滋阴补虚，乌发美须。

主治：肾虚发须早白。

用法：将羊骨、羊头打破，放入锅内（羊骨垫底）；将黑芝麻、黑豆淘洗干净，与其他各药用纱布袋装好扎口，放入锅内，并放入葱、生姜和白胡椒，先用武火将汤烧开，撇去浮沫，捞出羊肉切片，再放入锅中，用文火炖1小时，待羊肉炖至熟透去骨，将药包捞出不用，然后加入精盐即可。

【鲍鱼大麻子羹】

出处：《千金翼》卷七。

组成：鲍鱼肉1500克，火麻仁500克。

功效：通经补血。

主治：妇人产后下乳。

用法：将以上材料放入豉汁中煮熟，加入葱、盐等调和味道。

【鹘突羹】

出处：《证类本草》卷十四。

组成：鲫鱼250克，胡椒、干姜、莳萝、橘皮适量。

功效：温中补脾。

主治：脾胃气冷，不能下食，虚弱乏力。

用法：将鱼肉细切，放入煮开的豉汁中，加入胡椒、干姜、莳萝、橘皮。空腹食用。

【磁石肾羹】

出处：《太平圣惠方》卷九十七。

组成：磁石500克，猪肾1对。

功效：补肝肾，明目。

主治：久患耳聋。

用法：磁石打碎，猪肾洗净切碎，将磁石用纱布包裹，以水5碗水煮磁石，煮成两碗，去磁石，放入猪肾，调和以葱、豉、姜、椒作羹。空腹食用。

【熊肉羹】

出处：《饮膳正要》卷二。

组成：熊肉1斤。

功效：祛风湿，强筋骨。

主治：中风手足不随，诸风脚气，痹痛不仁，五缓筋急。

用法：将熊肉放入豉汁中，加入葱、酱、盐等调料调味，煮熟，空腹食用。

【马齿苋羹】

出处：《寿世青编》。

组成：马齿苋菜适量。

功效：清热利湿。

主治：下痢赤白，水谷不化，腹痛，痔疮下血。

用法：将马齿苋洗净切碎，煮熟，加入咸豉或姜醋拌匀食用。

【赤小豆羹】

出处：《太平圣惠方》卷九十六。

组成：赤小豆 150 克，桑白皮根 90 克，白术 60 克，鲤鱼 1500 克。

功效：清热利水。

主治：水气腹大脐肿，腰痛，不可转动。

用法：将以上材料放入水中同煮，候鱼熟，取出鱼，尽意食用；赤小豆亦宜吃，勿着盐味；其汁入葱白、生姜、橘皮，入少醋，调和作羹。

【黑豆羹】

出处：《太平圣惠方》卷九十六。

组成：黑豆 90 克，淡竹叶 50 片，枸杞茎叶 150 克。

功效：清热，解毒，除烦。

主治：壅毒攻心，烦热恍惚。

用法：先煮黑豆和淡竹叶，煮烂，滤掉，然后放入枸杞叶，煮熟，加入适量调料调味。

【猪肾棋子羹】

出处：《圣济总录》卷一九十。

组成：小麦面 120 克，高良姜 3 克，茴香子 3 克，肉苁蓉 3 克，花椒 3 克，猪肾 1 对。

功效：温中理气。

主治：妇人血积，久患冷气，少腹常疼。

用法：将高良姜、茴香子、肉苁蓉、花椒打成末，猪肾洗去脂肪，切碎。以上 6 味，除煮肾外，加水和面，切成棋子大小。将猪肾放入水中煮，加入葱、薤白各少许，等猪肾煮熟，入药棋子，再煮熟。加入适量调料调味。分 3 次空腹食用。

【猪肾羹】

出处：《圣济总录》卷一九十。

组成：猪肾 1 对，陈橘皮 3 克，花椒 30 粒。

功效：补肾聪耳。

主治：耳聋、耳鸣，如风水声。

用法：陈皮去白，花椒去掉子目，猪肾洗去脂肪，切碎，一起放入水中同煮，加入适量调料调味，空腹食用。

【猪肾羹】

出处：《太平圣惠方》卷九十七。

组成：猪肾 1 对，生地黄 120 克，葱白 5 茎，生姜 15 克，粳米 30 克。

功效：补虚羸，除烦热。

主治：五劳七伤，乍寒乍热，背膊烦疼，羸瘦无力。

用法：猪肾洗去脂肪，切碎，生地、葱白、生姜切碎，炒猪肾及葱白至熟，放入五大碗豉汁中，加入地黄、生姜、粳米，煎作羹食用。

【猪肾羹】

出处：《医方类聚》。

组成：猪肾 1 对，红米 30 克。

功效：补脾肾。

主治：妇女产后蓐劳，乍寒乍热。

用法：猪肾洗去脂肪，切碎，和红米一起放入水中同煮，加入葱白、姜、盐、酱等调料调味。

【猪肾羹】

出处：《圣济总录》卷一八八。

组成：猪肾 1 对，枸杞叶 500 克，猪脊膂 1 条，葱白 14 茎。

功效：补中益气，补肝肾。

主治：虚羸。

用法：将猪肉、猪脊膂洗去脂肪，切碎，以上材料一起放入水中同煮，加入适量调料调味，空腹食用。

【猪肚羹】

出处：《圣济总录》卷一九十。

组成：猪肚 1 枚，黄芪 15 克，人参 9 克，粳米 90 克，莲子 30 克。

功效：健脾益气。

主治：产后积热劳极，四肢干瘦，食饮不生肌肉。

用法：将猪肚洗净，先以小麦煮令半熟，取出肚细切，备用，黄芪、莲子打碎。用五碗水煮猪肚，加入人参、黄芪、莲子，煮烂，滤去药和猪肚，澄其汁令清，再加入米，煮熟，加入葱白等调料调味。

【补肝猪肝羹】

出处：《奉老奉亲书》。

组成：猪肝一具，葱白五茎，鸡蛋两枚。

功效：补肝明目。

主治：老人肝脏虚弱，远视无力。

用法：猪肝洗去脂肪，切碎，葱白切碎，将猪肝和葱白放入豉汁中同煮，快熟时，打破鸡蛋，放入羹中，加入适量调料调味。

【猪肝羹】

出处：《太平圣惠方》卷九十七。

组成：猪肝1具，粟米30克。

功效：补肝养血。

主治：妇女产后乳不下，闭闷妨痛。

用法：猪肝洗去脂肪，切碎，同粟米一起放入水中同煮，加入适量调料调味。空腹食用。

【猪心羹】

出处：《证类本草》卷十八。

组成：猪心1枚。

功效：祛风安神。

主治：产后中风，血惊邪，忧悸气逆。

用法：将猪心洗去油脂，切碎，放入豉汁中煮熟，加入适量调料调味。

【猪心羹】

出处：《太平圣惠方》卷九十六。

组成：猪心1枚，枸杞菜250克，葱白5茎。

功效：祛风，养心，安神。

主治：风邪癫痫，忧恚虚悸，及产后中风痫恍惚。

用法：猪心洗去脂肪，切碎，枸杞菜及葱白切碎，三者放入豉汁中煮熟，加入适量调料调味。

【野鸡羹】

出处：《饮膳正要》卷二。

组成：野鸡1只。

功效：滋阴利水。

主治：消渴，口干，小便频数。

用法：将鸡肉洗净切成块，放入水中煮熟，加入适量调料调味。

【野猪肉羹】

出处：《养老奉亲书》。

组成：野猪肉500克，葱白5茎，米60克。

功效：健脾益气。

主治：身体虚弱，老人五痔，久不愈，生疮痛者。

用法：将野猪肉洗净，切成块，米打碎，研成末，葱白切碎。三者放入水中煮熟，加椒、姜等调料调味。空腹渐食用。

【雪羹】

出处：《绛雪园古方选注》。

组成：大荸荠4个，海蜇（漂去石灰、矾性）30克。

功效：泄热止痛。

主治：肝经热厥，少腹攻冲作痛。

用法：海蜇漂去石灰、矾味，荸荠切成块。放入水中煮熟，加入适量调料调味。

【黄雌鸡羹】

出处：《养老奉亲书》。

组成：黄雌鸡1只，粳米60克，葱白5茎。

功效：补精益髓、益气固摄。

主治：可用于精损阴伤、虚热内生所致的老人烦渴，小便黄色无度，女子产后虚损等。

用法：鸡肉洗净，切成块，葱白切碎，同粳米一起放入水中煮熟，少着盐，空腹食用。

【羊脊羹】

出处：《圣济总录》卷一八九。

组成：白羊脊骨1具，粱米30克，羊肾1对，葱白5茎。

功效：温肾益精、强筋健骨。

主治：下元久冷所致的腰膝冷痛、下肢痿软无力、头晕耳鸣、小便频数、遗精阳痿等症。

用法：将脊骨洗净，打碎，羊肾洗去脂肪，葱白切碎。将粱米和脊骨放入水中煮熟，再放入羊肾再煎候熟。取出滤过，将肾切碎，入葱白、盐等调料调味。

【羊肾羹】

出处：《圣济总录》卷一九十。

组成：羊肾1对，生山芋120克，葱白5茎，生姜3克。

功效：健脾补肾。

主治：耳聋、耳鸣。

用法：作羹如常法。空腹食。

【羊肾羹】

出处：《太平圣惠方》卷九十七。

组成：白羊肾1对，肉苁蓉30克，葱白3茎，羊肺90克。

功效：补肝肾，益肺气。

主治：羸瘦久积虚损，阳气衰弱，腰脚无力。

用法：羊肾、羊肺洗去油脂，切碎，葱白切碎，肉苁蓉酒浸一宿，刮去皱皮，切碎。放入豉汁中同煮，加入适量调料调味。空腹食用。

【羊肾羹】

出处：《太平圣惠方》卷三十六。

组成：黄芪 15 克，羊肾 1 只，杜仲 15 克，磁石 150 克，肉苁蓉 30 克，粳米 30 克。

功效：补肝肾，聪耳目。

主治：风虚耳聋。

用法：肉苁蓉酒浸一宿，刮去皱皮，烘干，切碎，黄芪切碎，羊肾洗去油脂，切碎，杜仲刮去粗皮，切碎，磁石打碎，洗净，用纱布包裹，先放入水中煎煮。然后去掉去磁石，放入黄芪、杜仲、肉苁蓉，文火煎煮，滤出药渣，加入羊肾、粳米，再加入葱白、生姜、椒、盐、醋等调料调味。空腹服用。

【羊肺羹】

出处：《寿亲养老新书》卷四。

组成：羊肺 1 具，羊肉 120 克。

功效：补脾肺，涩小便。

主治：下焦虚冷，小便频数。

用法：将羊肺、羊肉洗净，切碎，放入水中煮熟，加入适量调料调味，空腹食用。

【羊脏羹】

出处：《饮膳正要》卷二。

组成：羊肝 1 具，羊肚 1 具，羊肾 1 具，羊心 1 具，羊肺 1 具，牛酥 30 克，胡椒 30 克，荜茇 30 克，豆豉 30 克，陈皮 6 克，良姜 6 克，草果 1~2 个，葱 5 茎。

功效：补五脏，祛风湿。

主治：可用于产后足跟痛、畏风寒，以及肾虚劳损，骨髓伤败。

用法：将羊肝、羊肾、羊心、羊肺洗净，切碎，羊肚洗净。先将羊肝、羊肾、羊心、羊肺慢火煮熟，将汤滤净，和羊肝等并药一同放入羊肚内缝合，放入纱布包中，再煮熟，加入适量调料调味。

【羊脊骨羹】

出处：《饮膳正要》卷二。

组成：羊脊骨 1 具，肉苁蓉 30 克，草果 3 个，荜茇 6 克。

功效：温补下元。

主治：下元久虚，腰肾伤败。

用法：将羊脊骨打碎，肉苁蓉酒浸一宿，刮去皱皮，切片，一起放入水中煮熟，过滤取汁，加入面粉及适量调料调味，做成面羹。

【羊肾苁蓉羹】

出处：《太平圣惠方》卷九十七。

组成：羊肾 1 对，肉苁蓉 30 克。

功效：补肾壮阳益精。

主治：五劳七伤，阳气衰弱，腰脚无力，阳痿，遗精，早泄等病症。

用法：羊肾洗去油脂，切碎，肉苁蓉酒浸一宿，刮去皱皮，切片，一起放入水中同煮，加入适量调料调味，空腹食用。

【苍耳叶羹】

出处：《圣惠方》。

组成：苍耳草适量。

功效：祛风除湿。

主治：赤白下痢。

用法：将苍耳草洗净，切碎，用水煮烂，过滤取汁，加入蜂蜜，用武火熬成膏。每服一、二勺，白水送服。

【鸡子羹】

出处：《圣济总录》卷一九十。

组成：鸡子 1 枚，阿胶 30 克。

功效：滋阴养血，安胎。

主治：妊娠胎动不安。

用法：用适量白酒煎煮阿胶，微火煎阿胶融化，加入鸡子 1 枚，盐适量。分作 3 次服用。

【鸡子羹】

出处：《太平圣惠方》卷九十六。

组成：鸡子 3 枚，莼叶 500 克，淡竹笋 120 克。

功效：清心除烦。

主治：心下烦热。

用法：将莼叶、竹笋洗净，切碎，放入豉汁中同煮，临熟，打破鸡子投入羹中，加入适量调料调味。

【鸡头粉羹】

出处：《饮膳正要》卷二。

组成：鸡头一个，羊脊骨 1 付，生姜汁 30 克。

功效：益精气，强心志，耳目聪明。

主治：湿痹腰膝痛。

用法：将鸡头磨成粉，羊脊骨打碎，熬汤，过滤取汁，加入鸡头粉和生姜汁，加入适量调料调味，空腹食用。

【驴头羹】

出处：《饮膳正要》卷二。

组成：乌驴头 1 只，胡椒 6 克，草果 6 克。

功效：祛风补虚。

主治：中风头眩，手足无力，筋骨烦痛，言语謇涩。

用法：将驴头、胡椒、草果一起放入豆豉汁中同煮，加入适量调料调味，空腹食用。

【青鸭羹】

出处：《饮膳正要》。

组成：青头鸭 1 只，草果 1 个，赤小豆 250 克。

功效：腱脾开胃，利尿化浊。

主治：适用于脾虚湿证的头晕头重、食少呕恶、全身浮肿、小便短少等症。妊娠水肿、水湿内蓄，久而蕴热而引起的水肿、小便不利等症。

用法：将青头鸭宰杀制净，将赤小豆淘洗干净，连同草果装入鸭腹内，再将鸭放入锅内，加水适量，用火炖煮，待鸭炖熟后即成。每日 2 次，空腹食鸭肉，喝汤。

【狐肉羹】

出处：《饮膳正要》卷二。

组成：狐肉及五脏适量。

功效：祛风补虚。

主治：惊风，癫痫，神情恍惚，言语错谬，歌笑无度。五脏积冷，蛊毒，寒热诸病。

用法：将以上材料加入豉汁中煮熟，加入适量调料调味。可以用羊骨汁、鲫鱼汤代替豉汁。

【黄鸡羹】

出处：《古今医统大全》卷八十七。

组成：黄雌鸡 1 只，粳米 60 克，葱白 5 茎。

功效：滋阴健脾。

主治：老人烦渴，小便黄，无力。

用法：将黄雌鸡去掉内脏，洗净，切成块，同粳米、葱白一起放入水中同煮，加入适量调料调味。空腹食用。

【菇蒋根羹】

出处：《圣济总录》卷一八八。

组成：菇蒋根 250 克，冬瓜 250 克。

功效：滋阴利水。

主治：消渴口干。

用法：菇蒋根洗净切碎，冬瓜去瓤，洗净切碎。以上放入豉汁中同煮，加入醋等调味品调味，分 3 次食用。

【鲤鱼羹】

出处：《圣济总录》卷一九零。

组成：鲤鱼一条，黄芪、当归、人参、生地黄各15克，花椒十粒，生姜3克，陈橘皮3克，糯米30克。

功效：益气安胎。

主治：妊娠伤动胎气不安。

用法：鲤鱼去掉内脏，洗净，黄芪、当归、人参、生地黄切碎，同其他材料一起放入鲤鱼腹中，用纱布裹好，将鱼放入水中煮熟，去掉鱼刺，取鱼肉及取鱼腹中药，做成羹，放入少许盐、醋，热服。

【鲤鱼羹】

组成：鲤鱼1条，冬瓜、葱白各适量。

功效：利小便、除浮肿。

主治：水肿。

用法：将鲤鱼宰杀去鳞、鳃及内脏，切成二指见方的条放入锅内加水烧开，撇去浮沫，将鱼捞出，放入洗净切好的冬瓜片及葱白煮至冬瓜熟，放入鱼条再煮，直至鱼熟即可。

【泽泻羹】

出处：《圣济总录》卷一八八。

组成：生泽泻花叶150克，羊肚、葱、豆豉适量。

功效：补肾利水。

主治：肾虚，虚劳等症。

用法：将泽泻花叶洗净切碎，放入三碗水中煎煮，煮成一碗半，过滤取汁，将羊肚、葱、豆豉放入汁中，煮羹食用。

【茵陈羹】

出处：《证类本草》卷七。

组成：茵陈适量。

功效：清热祛风，利小便。

主治：黄疸，伤寒头痛，风热，瘴疠。

用法：将茵陈细切，煮羹食用；也可生食。

【枸杞羹】

出处：《圣济总录》卷一八八。

组成：枸杞叶500克，羊肾1对，羊肉150克，葱白7茎。

功效：健脾胃，补肝肾。

主治：虚劳羸瘦。

用法：将羊肾洗去油脂切碎，其他材料洗净切碎，一起放入豉汁中同煮，加入适量调料调味，空腹食用。

【枸杞叶羹】

出处：《太平圣惠方》卷九十七。

组成：枸杞叶 150 克，青蒿叶 30 克，葱白 5 茎。

功效：补肝肾，清虚热。

主治：骨蒸劳，肩背烦疼，头痛，不能下食。

用法：将以上材料洗净切碎，一起放入豉汁中同煮，加入适量调料调味。

【调和大补羹】

出处：《鲁府禁方》卷一。

组成：大米、小米、糯米、苡仁米、莲肉、芡实、山药、白茯苓各等分，白糖少许。

功效：健脾益气。

主治：脾胃虚弱。

用法：将以上材料磨粉，炒熟，做羹食用。

【莼羹】

出处：《圣济总录》卷一八九。

组成：莼菜 120 克，鲫鱼 120 克，陈橘皮 30 克，生姜 30 克，葱白 14 茎，羊骨 500 克。

功效：健脾益气，下气止呕。

主治：脾胃气弱，不下食，四肢无力，渐羸瘦。

用法：将鲫鱼烤熟，切成小段，羊骨熬成汤，过滤取汁，其他材料洗净切碎。将鲫鱼及其他材料放入羊汤中同煮，加入适量调料调味。空腹食用。

【荤素羹】

出处：《饮膳正要》卷一。

组成：羊肉 1500 克，草果 5 个，回回豆子 250 克。

功效：补中益气。

主治：脾胃虚弱，气短乏力。

用法：羊肉洗净切碎，回回豆子去皮，同草果一起熬成汤，过滤，豆粉 3 斤，作片粉，再将羊肉，山药 500 克，糟姜 2 块，瓜齑 1 块，乳饼 1 个，胡萝卜 10 个，蘑菇 250 克，生姜 120 克，各切碎，鸡子 10 个，打煎饼，切开，用芝麻泥 1 斤，杏仁泥半斤，同炒，加入葱、盐、醋调味。

【秘传团鱼羹】

出处：《松崖医径》卷下。

组成：大个团鱼 1 个。

功效：滋阴除湿。

主治：痢疾。

用法：将团鱼水煮，去肠甲，加生姜 7 片，砂糖 1 小块，不用盐酱，加入少许米粉，作羹食用。

【明目蚶羹】

组成：肥蚶 15 只，枸杞子 10 克，菊花 5 克，麻油，精盐各少许。

功效：清心明目，滋润肝肾。

主治：适于老年人头眩目昏，高血压症。

用法：枸杞子，菊花均洗净，放砂锅或铝锅中，加水至满，煮开 10 分钟，捞去浮沫，以文火煮浓汁，滤去药渣。大蚶洗净，剁碎，加药液中拌匀，煮 30 分钟。吃时加入麻油，精盐调味即可。

【当归鳝鱼羹】

组成：鳝鱼 500 克，当归 15 克，党参 10 克，精盐 3 克，姜 15 克，葱白 25 克。

功效：补益气血，增长气力。

主治：适于久病体虚，消瘦乏力者食用。

用法：鳝鱼用常法宰杀，去头、骨、肠杂，洗净切丝。当归，党参用布包扎好。共入砂锅，加清水适量，文火煮煎 1 小时。拣去药包，加入葱丝，姜末，精盐调味。

【羊腰补肾羹】

组成：羊腰子 1 对，五味子 25 克，葱白 10 克，生姜 10 克，精盐适量。

主治：肾虚劳损，对精气竭绝功效明显。中老年人常食更佳。

用法：将羊腰子洗净，撕去筋膜，切成小块，葱、姜切成末。五味子用布包扎，放入砂锅，加适量清水，煎煮 1 小时。捞去药袋，入羊腰，葱、姜武火烧开，改用文火熬，至羊腰熟烂，成为羹状，调入精盐即可。

【红枣木耳羹】

组成：红枣 30 枚，黑木耳 20 克，红糖 50 克。

功效：安神、催眠、祛血脂。

主治：缺铁性贫血。

用法：红枣洗净，先用温水泡发。黑木耳泡发后洗净泥沙。先把红枣放入砂锅中，加清水，煮至枣熟，皮破时。放入黑木耳，文火炖至木耳软烂，枣皮脱剥，加入红糖，再沸两开即可。

【玉糁羹】

出处：《苏轼集》。

组成：萝卜、白米适量。

功效：健脾理气。

主治：脾胃虚弱，宿食不消。

用法：将萝卜捣烂，取汁，同白米一起煮，适当放入作料。

【甘露羹】

组成：何首乌、鹿血、鹿筋适量。

功效：补益肝肾。

主治：肝肾阴虚导致的须发早白，脱发等症。

用法：将三药同煮，放入适量调料。

【雉羹】

组成：野鸡一只，稷米适量。

功效：健脾益气。

主治：脾胃虚弱，不思饮食。

用法：将野鸡去掉内脏，洗净切碎，煮烂，同稷米一起熬成羹。

【梨羹】

组成：梨适量。

功效：清热润燥，止咳化痰。

主治：肺阴虚燥咳。

用法：将梨去皮，切成块，放入水中煮烂，可适量加入冰糖。

【山药羹】

组成：山药适量。

功效：补肾健脾。

主治：脾胃虚弱导致的咳喘，下利等症，身倦乏力，腰膝酸软。

用法：将山药去皮，洗净切块，放入水中煮熟。

【犬羹】

组成：狗肉适量。

功效：补肾壮阳、健脾除湿。

主治：腰膝酸软，风湿疼痛。

用法：将狗肉洗净，切成小块，放入水中煮熟，加入适量调料调味。

【鹅肝羹】

组成：鹅肝适量。

功效：益气补虚，生津解毒。

主治：肝气不足导致的视物不清，目生云翳。

用法：将鹅肝切成小块，放入水中煮熟，加入适量调料调味。

【归参鳝鱼羹】

出处：《本经逢原》。

组成：当归15克，党参15克，鳝鱼500克。

功效：补益气血。

主治：气血不足、久病体弱、疲倦乏力、面黄肌瘦等症。

用法：将鳝鱼剖背脊后，去骨、内脏、头、尾、切丝备用。将当归、党参装入纱布袋内扎口；将鳝鱼丝置铝锅内放入药袋，再放料酒、酱油、葱、生姜、蒜、食盐，加水适量。将锅置炉止，先用武火烧沸，打去浮沫；再用文火煎熬 1 小时，捞出药袋不用，加入味精即成。

【虾肉羹】

出处：《医疗保健汤茶谱》。

组成：鲜虾 500 克，陈酒 100 毫升。

功效：补虚通乳。

主治：阳衰、产妇乳汁不下以及外科丹毒、痈疽等病症。

用法：将鲜虾去皮、须、足，取虾肉，盛入洁净的瓷器内捣烂成茸，用陈酒炖熟，虾肉与热酒调和即可。

【十远羹】

出处：《清异录·馔羞门》。

组成：石耳、石发、石线、海紫菜、鹿角脂菜、天蕈、沙鱼、海鳔白、石决明、虾魁腊适量。

功效：软坚散结。

主治：气血瘀滞导致的症瘕，瘿瘤。

用法：以上材料用水浸泡，然后用清水漂洗，与鸡、羊、鹑煮成的汤一起做羹。

【学士羹】

出处：《清异录》。

组成：羊眼四只。

功效：补肝明目。

主治：肝气不足导致的视物不清。

用法：将羊眼四只洗净，入沸水中略氽，再入汤锅，加适量香菇或冬笋烩熟，再加入适量调料调味。

【假羊眼羹】

出处：《事林广记》。

组成：羊白肠 1 条，田螺、绿豆粉各适量。

功效：补益脾胃，清热祛温，利水消肿的功效。

主治：脾虚而水湿内停、湿热内蕴所致的小便不利、脚气湿毒者。

用法：将羊白肠去脂洗净；田螺先用水泡养 1~2 日，待水净无泥后取出田螺，入水中煮熟后挑出螺头肉。以绿豆粉、清水调稀拌和螺头肉，灌入羊白肠内，紧系肠的两头，入水煮熟取出，放冷，切薄片，加五味调料作羹。每日 2 次，每次 1 小碗，空腹温食，连食 3~4 日。

【血蒜羹】

出处:《唐语林》。

组成:禽畜之血、大蒜适量。

功效:祛风除寒。

主治:血虚风冷,阳气不足。

用法:将血与大蒜同煮,加入适量调料调味。

【榆羹】

出处:《清明日忆诸弟》。

组成:榆荚、榆面适量。

功效:疏肝,利水。

用法:用榆荚和榆面放入水中同煮,加入适量调料调味。

【莲叶羹】

出处:《红楼梦》。

组成:荷叶、面粉、胡萝卜、莲子、鸡汤适量。

功效:健脾,下气,除湿。

主治:脾胃虚弱,不思饮食,胃胀腹满。

用法:将胡萝卜汁和荷叶榨汁,然后和面,将面团揪成豆粒大小,可用面印花模可让面团变成各种形状,参考了西北麻食的做法,在竹帘上按了一下,增加了一点花纹。鸡汤中放入莲子、鲜荷叶煮开,放入做好小面疙瘩,放盐,并用大荷叶封盖锅口。

【肺羹】

出处:《食宪鸿秘》。

组成:猪肺适量。

功效:补益肺气。

主治:声低气短懒言。

用法:将猪肺放于净白水中漂洗,浸泡数次,去除血水。然后加入白水、盐、酒、葱、椒,煮,快熟之时,剥去外衣,出去肺管和各个细管,加入松仁、鲜笋,切骰子块状,将香蕈切细放入肉汤中。

【鸭羹】

出处:《食宪鸿秘》。

组成:肥鸭适量。

功效:养阴清热。

主治:常用于病后体弱,食欲不振,脾虚水肿。

用法:将肥鸭去除内脏,洗净,用白水煮成七分熟,去了骨头,切细。然后放入原汤中煮,加入香料、酒、酱、笋蕈之类,再加入松仁、核桃则味道更鲜美。

【山海羹】

出处：《山家清供》。

组成：嫩竹笋、鲜鱼虾各适量。

功效：清热利水。

主治：脾虚水肿。

用法：用汤沦嫩笋蕨，鲜鱼虾切作块子，用汤泡裹蒸，入熟油、酱、盐，研胡椒拌和，以粉皮盛覆，各合于二盏内蒸熟。

【山家三脆羹】

出处：《山家清供》。

组成：嫩笋、小蕈、枸杞菜各适量。

功效：健脾胃，补肝肾。

主治：脾胃虚弱，不思饮食，肝肾阴虚，视物不清。

用法：将嫩笋、小蕈、枸杞菜洗净，切好，油炒作羹，加入适量调料调味。

【雪霞羹】

出处：《山家清供》。

组成：木芙蓉花、豆腐适量。

功效：清热利湿。

主治：火热上炎引起的口腔溃疡、鼻衄、牙龈肿痛等。

用法：采木芙蓉花，去心蒂，同豆腐放入水中同煮，可加胡椒、姜等调料调味。

【金玉羹】

出处：《山家清供》。

组成：山药、栗子各适量。

功效：健脾益气。

主治：脾胃虚弱，声低懒言，气短乏力，久泻。

用法：山药与栗子各切成薄片，放入羊汤中同煮，加入适量调料调味。

【石榴粉银丝羹】

出处：《山家清供》。

组成：藕、绿豆粉、梅水、熟笋适量。

功效：清热利水，涩肠止泻。

主治：暑热，水肿，下利。

用法：将藕切成小块，砂器内擦稍圆，用梅水同胭脂染色，加入绿豆粉搅拌，然后一起放入清水中煮，宛如石榴子状。再将熟笋切成细丝，也放入绿豆粉搅拌，放入书中煮，为银丝。最后将两者放到一起。

【瓠叶羹】

出处：《齐民要术》。

组成：瓠叶 2500 克，羊肉 1500 克，葱 1000 克。

功效：清热利水。

主治：小便不利，结石，黄疸，水肿等病症。

用法：将瓠叶、羊肉、葱洗净切碎，放入水中同煮，加入盐适量。

【芥羹】

组成：鲜芥菜 1000g，粳米 100g，生姜 6g，香油 20g。

功效：清热解毒。

主治：热毒疮痈，牙龈肿痛等症。

用法：将鲜芥菜择洗干净。煮粳米粥约 7 成熟，加入芥菜、生姜，煮熟后，再加入香油。

【酸羹】

出处：《太平御览》。

组成，两副羊肠，饴糖 3000 克，瓠叶 3000 克，洋葱 1000 克，小蒜 1500 克，面粉 1500 克。

功效：健脾益气，清热利水。

主治：脾虚水肿，小便不利。

用法：将以上材料洗净切碎，放入水中同煮，加上豉汁、生姜、橘皮调味。

【胡羹】

出处：《齐民要术》。

组成：羊排骨肉 3000 克，另外用净肉 2000 克，洋葱 500 克，胡荽 50 克，石榴汁适量。

功效：温阳散寒。

主治：阳虚畏寒，四末不温。

用法：将以上材料洗净切碎，排骨和肉加水煮，熟后把排骨肉取出来，加葱头、胡荽、安石榴汁。

【胡麻羹】

组成：芝麻 3000 克，洋葱 1000 克，白米 60 克。

功效：润肠通便。

主治：津亏肠燥之便秘，大便干结。

用法：将芝麻捣烂，煮熟，研出三升汁来。加入洋葱、白米，在火上再煮，到洋葱半熟为止。

【菰菌鱼羹】

组成：鱼肉适量，菰菌适量。

功效：清热祛风。

主治：风热上攻所致的目赤肿痛。

用法：将鱼去掉内脏，切成一寸见方，菰菌先在水中洗净，劈破。先把洗净的菰菌煮沸，然后放鱼片同煮，加入适量调料调味。

【杜杞脊髓羹】

出处：《中华药膳宝典》。

组成：杜仲15克、枸杞30克、猪脊髓100克。

功效：补肝肾，强筋骨。

主治：腰膝酸软，足痿无力，阴虚燥热。

用法：杜仲去粗皮，切碎，同其他材料放入水中同煮，加入适量调料调味。

【葵菜血脏羹】

出处：《养老奉亲书》。

组成：葵菜120g，猪血200g，食盐3g，猪油少许。

功效：养血润肠。

主治：血枯肠燥之便秘，以及老人、产妇气血不足之便秘，尿涩等症。也适用于气滞便秘。

用法：葵菜洗净切碎，将猪血煮成块状，再将葵菜放入猪血块锅中，加入猪油、食盐，煮沸即成。

【姜橘椒鱼羹】

出处：《食医心镜》。

组成：生姜30克，橘皮10克，胡椒3克，鲜鲫鱼1尾，食盐适量。

功效：温胃散寒，健脾开胃。

主治：适用于胃寒疼痛、虚弱无力、食欲不振、消化不良、蛔虫性腹痛等症。

用法：将鲜鲫鱼去鳞，剖腹去内脏，洗净。将生姜、橘皮、胡椒用纱布包扎后，塞入去鳞、鳃、内脏之鱼腹内，加适量水，小火煨炖成羹，加食盐少许调味。

【白芨蛋羹】

出处：《食物疗法》。

组成：白芨3g，鸡蛋1颗。

功效：滋阴止血。

主治：肺结核痰中带血。

用法：将鸡蛋打碎，在碗内调匀，以沸水冲之后，加入白芨粉。亦可将鸡蛋磕开倒入碗内，加白芨粉、精盐少许及清水适量搅拌均匀，上锅蒸5分钟即可。

【马齿蛋羹】

组成：马齿苋适量，鸡蛋2颗，精盐、味精各少许。

功效：清热利湿。

主治：热痢脓血、热淋、血淋、带下、痈肿恶疮等症。

用法：将马齿苋洗干净、切碎、煮汁，鸡蛋打碎在碗内调匀，以滚沸之马齿苋汁冲之。亦可将马齿苋洗干净切碎，挤汁盛入碗内，鸡蛋打开，将蛋清磕入盛马齿苋的碗内，并加精盐调匀，上笼屉蒸熟，取出撒上味精即可。

【蛋清羹】

出处：《食物疗法》。

组成：鸡蛋清2个，白糖30g。

功效：凉血止血。

主治：鼻衄。

用法：将蛋清及白糖放入碗内调匀，用沸水冲好即可。

【鲇鱼鸡蛋羹】

组成：大鲇鱼1尾，鸡蛋2个。

功效：补虚通乳。

主治：产后气血亏虚、乳汁不足。

用法：将鲇鱼去内脏，洗净，然后将鲇鱼方入水中，煮熟，再加入鸡蛋2个，葱、姜、精盐、味精、香油等调味品适量。

【楂菊淡菜羹】

出处：《家庭保健食疗菜谱》。

组成：淡菜50g，山楂30g，银花20g，菊花20g，味精2g，精盐1g，熟猪油30g，绍兴酒7g。

功效：清热滋阴，补益精血。

主治：冠心病、高血脂等。

用法：将山楂、银花、菊花用清水淘洗煎成药汁，澄清去沉淀。将淡菜发胀洗干净，切成片状。将锅置于火上，下油烧至七成热放入淡菜炒变色，加绍兴酒炒一下，再取少量鲜汤煮一下，加中药汁煮至淡菜时，放味精、精盐即成。

【胡桃栗子糖羹】

出处：《北京中医学校资料》。

组成：胡桃肉30~40g，栗子（炒熟去皮）30~50g，白糖适量。

功效：滋补益肾。

主治：适用于因肾气不足，经脉失禁而引起的白带、盆腔炎、附件炎，多伴有腰疼膝软、遗精早泄、发汗易脱等症。

用法：先将炒熟之栗子去皮后，再与胡桃肉同捣如泥，加入白糖拌匀即成。

【甜酒酿山药羹】

出处：《家庭时令中药进补及药膳》。

组成：甜酒酿500g，山药150g。

功效：健脾补肾，益肾补精。

主治：适用于各种身体虚弱症，如遗精带下、尿频、食少、气怯等。

用法：将山药洗干净去皮，切成小块，用开水烫一下，取出放于锅中加水500ml，烧开 5 分钟，倒入甜酒酿和白糖，再烧开，放入黄粉，煮开即成。

【莲肉羹】

出处：《营养滋补养生食谱》

组成：莲子肉、粳米各 200g，茯苓 60g，白糖 60g。

功效：养心健脾，补肾固精。

主治：肾虚遗精。

用法：将莲子肉、粳米、茯苓共同研成细末，并加白糖调匀，入容器中，蒸煮即成，亦可多加水煮成汤。

【桂花莲肉羹】

出处：《家庭保健食疗菜谱》。

组成：桂花 0.5g，莲肉 160g，冰糖 280g。

功效：补脾止泻，益肾安神。

主治：脾虚泄泻、遗精、崩漏、心悸不眠、心火尿赤等。

用法：将莲子用沸水泡，去外皮，切去两头，用竹签捅莲子心，洗净。加水淹过莲肉，入笼蒸约 1 小时取出。将锅置于火上，掺水约 500g，加冰糖烧开，撇去泡沫，加入莲子肉、桂花，烧开起锅。

【百合枇杷藕羹】

组成：百合 30g，枇杷 30g，鲜藕 30g，淀粉适量，白糖少许。

功效：滋阴润肺，清热止咳。

主治：适用于孕期受风湿，燥热伤肺，肺阴不足，虚热扰胸，以致肺失清肃而引起的干咳不止，甚至咳唾带血，口干舌燥，面颊及唇皆红赤，舌苔薄干，脉细数无力等病症。

用法：将枇杷去核，藕洗净切碎。将百合、枇杷果肉和藕片合煮，将要熟时放入适量淀粉调匀成羹。

【参银鸡蛋羹】

组成：银耳 15g，北沙参 15g，鸡蛋 1 颗，白糖 50g。

功效：养阴清热、润肺止咳。

主治：适用于阴虚肺燥引起的咽喉干痛、咳嗽、口渴等症。

用法：将银耳去灰渣，淘洗净。北沙参洗净，用开水发胀后，倒入锅内火熬 1 小时后，加入洗净的北沙参。改用小火快熬至浓稠时，加白糖、鸡蛋煮熟即成。

【银耳蛋羹】

组成：银耳 5g，鸡蛋 1 枚，白糖 50g，猪油适量。

功效：养阴润肺、益气生津。

主治：适用于肺阴虚咳嗽、咯血，阴虚型的高血压、血管硬化、失眠等症。

用法：将银耳水发，洗净去蒂，掰成小块，倒入锅内加水适量，置武火上烧沸后移文火上继续煎熬 2~3 小时，待银耳煮烂为止。将糖放入另一锅中，加水适量置火上溶化成汁取蛋清，兑清水少许，搅匀后倒入锅中搅拌，待烧开后，撇去浮沫。将糖汁倒入银耳锅中，起锅时加少许猪油即成。

【羊肉羹】

出处：《饮膳正要》。

组成：羊肉 250g，细萝卜 1 个，草果 3g，陈皮 3g，高良姜 3g，荜拔 3g，胡椒粉 3g，葱白 3 茎，盐适量。

功效：补肾健脾。

主治：凡属脾虚中寒而肾阳亦衰以致产后腹痛、发冷，感寒即加重，甚或泄泻者，皆可辅食用。

用法：将草果等调料用纱布包扎，羊肉洗净，切块，萝卜切片。羊肉、萝卜、调料入锅，加水同煮肉熟时，入葱、盐即成。

【天麻猪脑羹】

组成：猪脑 1 个，天麻 10g。

功效：平肝熄风，定惊止痛。

主治：神经性偏头痛。

用法：洗净猪脑、天麻，置于锅中，加水适量，文火煮炖 1 小时，成稠厚羹汤，捞去药渣即可。

【当归羊肉羹】

出处：《济生方》。

组成：当归 15g，黄芪 45g，党参 30g，羊肉 500g，生姜 9g，绍酒 20g，大葱，味精少许。

功效：补血养心、健脾益气。

主治：用于心脾血虚所致的心悸怔忡、精神困乏、食欲不振以及各种贫血等病症。

用法：将羊肉洗净，放入砂锅内。当归、黄芪、党参均切成片，装入纱布袋，扎紧口，入砂锅中，同时加入葱、姜、酒、盐。砂锅内加足水，先用武火烧开，改用文火炖，直至羊肉炖烂加入味精即可。

【葵菜羊肉羹】

出处：《饮膳正要》。

组成：羊肉 500g，草果 5 枚，高良姜 6g，羊肚 1 具，羊肺 1 具，蘑菇 250g，胡椒 15g，白面 500g，葵菜 500g，葱、盐、醋适量。

功效：顺气利尿。

主治：产后尿闭或者足肿，以及凡属水湿阻遏，三焦气化失调而引起的小腹胀满、小便不利等症。

用法：先煮羊肉，草根、高良姜熬成汤，再将另炖熟之羊肚、羊肺、蘑菇切细放入汤中，再加胡椒粉及葵菜、葱、盐、醋成羹。另用白面做成细面条煮熟，蘸此羹食用。

【羊肚羹】

出处：《饮膳正要》。

组成：羊肚1具，粳米50g，葱白数茎，豆豉适量，花椒30粒，生姜6g。

功效：祛风散寒。

主治：凡属胃素虚寒，孕期感受寒凉而诱发之呕吐、胃脘作痛、身冷喜暖等症，皆可辅食用。

用法：先将粳米等拌匀放入洗净的羊肚内缝口，用水煮烂熟，放入适量调料调味。

【焗鱼莼菜羹】

出处：《食医心鉴》。

组成：鲫鱼120g，莼菜、橘皮粉、精盐、花椒粉、姜汁各适量，粗盐1000g，素油15g。

功效：健脾益气。

主治：脾胃气弱，饮食不下，神疲乏力等病症。

用法：将鲫鱼宰杀去头、鳞、内脏，用棉花包四层，锅内放粗盐，烧至盐发红，取出三分之二量，将鱼放入，再把取出的粗盐放回盖住鱼，锅加盖焗二十分钟，取出鱼外面的棉纸，把鱼肉剔出，莼菜洗净切碎。锅内放素油烧开略炒，随即加汤、橘皮粉、花椒粉、姜汁、精盐烧开，放入鱼肉，再烧开即可。

【猪肉黄鳝羹】

出处：《食物疗法》。

组成：黄鳝250g，猪肉100g。

功效：补气血，润肌肤。

主治：腰痛。

用法：将鳝鱼宰杀，去骨、肠，洗净，用开水略烫，刮去外皮的粘物，切成段。将猪肉剁成末，放入锅内加水烧开，去掉浮沫。放入鳝鱼段、葱、姜、料酒，烧开后改文火煮至鳝鱼酥烂，加醋、胡椒粉，起锅倒入盘内，撒上香菜即可。

【海参羹】

出处：《保健汤菜大全》。

组成：水发海参90g，冬笋片15g，水发冬菇5g，熟火腿末2g，料酒、精盐、味精、胡椒粉、葱、姜、猪油、鸡汤各适量。

功效：补肾壮阳，益气止血。

主治：失眠多梦、心悸怔忡、高血压、动脉硬化等症。

用法：海参切丁，冬笋、冬菇切碎。锅中放猪油烧热后，放入葱姜煸香，倒入鸡汤，再捞去葱、姜，然后加入海参、冬菇、冬笋、盐、料酒、味精，煮沸勾芡，倒入火腿末，撒上胡椒粉即可。

【百合银耳羹】

组成：百合、去心莲肉各 50g，银耳 25g，冰糖 50g。

功效：安神健脑。

主治：失眠多梦，焦虑健忘。

用法：百合、莲肉加水适量，煮沸，再加银耳，文火煨至汤汁稍黏，加冰糖，冷后即可。

【银耳鸭蛋羹】

出处：《保健汤菜大全》。

组成：鸭蛋 1 颗，银耳 10g，冰糖适量。

功效：滋阴健肾，补心清肺。

主治：阴虚咳喘，咽干疼痛等。

用法：银耳用开水泡发，去杂洗净，放锅中加水煮一段时间后将鸭蛋打入碗中搅匀，倒入锅中煮沸，加冰糖稍煮，盛入碗中即成。

【柿饼木耳羹】

出处：《保健汤菜大全》。

组成：柿饼 50g，木耳 60g，糖、水淀粉各适量。

功效：活血止血，涩肠润肺。

主治：吐血、衄血、血淋、肠炎、痢疾、痔瘘等症。

用法：将柿饼去蒂成丁。木耳水发好，撕成小块。两者共入锅中，加适量清水煮沸一段时间，用水淀粉勾芡，加入糖搅拌均匀，煮开后盛入汤碗中即成。

【冬菇豆腐羹】

出处：《保健汤菜大全》。

组成：豆腐 200g，水发冬菇 75g，熟笋 50g，面筋 25g，绿菜叶 50g，精盐、味精、姜末、麻油、水淀粉、鸡汤各适量。

功效：清热解毒，健胃益气。

主治：癌症及体质虚弱者。

用法：豆腐、冬菇、熟笋、面筋均切小丁，绿菜叶洗净切碎待用。炒锅下油烧至八成热，加入鸡汤、精盐、豆腐丁、冬菇丁、笋丁、面筋丁、绿菜叶，再加入姜末、味精，烧开后，即用水淀粉勾芡，出锅前淋上麻油即可。

【鸽子羹】

出处：《保健汤菜大全》。

组成：鸽子1只，鸡肉200g，烫熟青菜10g，鸡汤、精盐、胡椒粉、葱末各适量。

功效：补血益精，壮阳解毒。

主治：肾虚阳痿，妇女血虚经闭，消渴，恶疮癣疥等。

用法：将鸽子宰杀，去毛、内脏、脚爪，洗净，放入沸水锅中焯一下，捞出剔骨，肉切丁。鸡肉洗净，下沸水锅焯一下切丁。锅中放鸽肉、鸡肉、盐、胡椒粉、葱，注入鸡汤，共煮至肉熟烂，加入青菜即可。

【椒面羹】

出处：《饮膳正要》。

组成：川椒10g，白面100~150g。

功效：温胃散寒、镇痛止呕。

主治：久患冷气、心腹结痛、妊娠腹痛或因寒伤脾胃引起的心腹结痛、呕吐、食不能下等症。

用法：先煮面条，放入盐、豉少许作羹，再加川椒末与面条调匀。

【灵芝银耳羹】

组成：灵芝10g，银耳20g，冰糖250g，鲜樱桃20粒，鸡蛋清1个，鲜水蜜桃2个。

功效：补肝肾、益肺胃、健脑。

主治：适用于神经衰弱，心悸头晕，失眠，慢性肝炎，肾炎，胃病，冠心病，肺燥干咳等病症。

用法：将灵芝洗净，切成薄片，入锅内，加清水，小火慢煎，取汁两次，滤净杂质。银耳入温热水中浸泡30分钟，折去根脚和杂质，再放入温热水中泡胀捞起。樱桃去核，蜜桃去皮去核切成片。将锅置中火上，加清水400g，冰糖溶化，将事先搅散的鸡蛋清倒入冰糖汁中搅匀，待糖水中泡浮出水面时，用漏瓢撇尽。将糖盛于蒸碗内，加入灵芝汁、银耳、樱桃、水蜜桃片，用湿棉纸封住碗口，上笼蒸约2小时取出，翻入盘内即成。

【红枣藕粉羹】

组成：红枣4枚，冰糖30g，藕粉40g，鸡蛋1个。

功效：补中益气，养血安神，健脾和胃。

主治：适用于中气不足，脾胃虚弱，体倦乏力，食少便溏，血虚萎黄，气血津液不足，营卫不和，心悸怔忡，热病烦渴，吐血，衄血，热淋等症。

用法：将红枣洗净，用蜂蜜浸泡2小时，待用。藕粉放于碗中，加入清水调匀，待用。冰糖打碎，熬成汁液，用鸡蛋清提取杂质。锅内加入清水800ml，置武火烧沸，将藕粉徐徐倒入锅内，用勺不断搅动，以防生锅沾锅底。再把红枣放入锅中，用文火煮一沸。在藕粉羹内，加入冰糖汁液，装碗供食。

【菊花羹】

组成：鲜菊花 50g，冰糖 30g，糯米粉 50g，鸡蛋 1 个。

功效：疏风清热，明目解毒，补中益气。

主治：适用于头痛，眩晕，目赤，心烦，疔疮肿毒，胃寒痛，消渴，小便频数等症。

用法：将糯米去杂质，碾成细粉，筛去粗块，再碾，直至极细粉末。鲜菊花摘下来，除去蒂头，用清水浸漂 2 小时，待用。冰糖打碎成屑，放入奶锅，加水 300ml，用中火烧沸，加入冰糖，煮成溶液，加入鸡蛋清，用蛋白提取冰糖杂质，待蛋白浮起，用勺将浮沫打去，备用。将糯米粉用清水适量搅成糊状，再把奶锅置中火上，加入清水 800ml，烧沸，再将搅匀的糯米粉徐徐放入沸水锅内，边搅边放，使糯米粉在沸水中分散，煮 6 分钟后，加入冰糖汁液和鲜菊花即成。

【山楂羹】

组成：山楂 30g，冰糖 30g，糯米粉 50g，鸡蛋 1 个。

功效：消食积，散瘀血，驱虫。

主治：适用于肉积，癥瘕，痰饮，痞满，吞酸，泻痢，产后恶露不尽，小儿乳食停滞等症。

用法：取净山楂切片，置锅内用文火炒外面呈淡黄色，取出，放凉，待用。糯米去杂质，碾成细粉，过筛，将粗的糯米粒再碾一次，过筛，使糯米粉成为极细粉末，待用。冰糖打碎成屑，放入奶锅内，加水 300ml，用中火烧沸，再等冰糖放入锅内，煮成溶液，把鸡蛋清打入，搅匀，令冰糖杂质漂浮起来，用勺打去漂浮泡沫，待用。糯米粉放入碗中，加入清水适量，搅成糯糊状，备用。将奶锅内加清水 800ml，放入山楂片，置中火烧沸，用文火煮 6 分钟，然后将糯米糊徐徐倒入山楂锅内，再用文火煮 10 分钟，加入冰糖汁液即成。

【海蜇羹】

出处：《云林堂饮食制度集》。

组成：对虾、海蜇、石决明，鸡肉适量。

功效：清热平肝，化痰消积，润肠通便。

主治：肺热咳嗽，痰热哮喘，食积腹胀，大便燥结。

用法：先把石决明洗净放入酒瓶内满笼，糠火煨一段时间，然后取出换水浸泡，切片。将对虾鲜虾头熬清汁，加入海蜇，只用花头，同时放入石决明和鸡肉，加入适量调料调味。

【虾羹】

出处：《醒园录》。

组成：鲜虾适量。

功效：消症瘕，托痘疮，下乳汁。

主治：症瘕积聚，痘疮不出，乳汁不下。

用法：将鲜虾剥去头、尾、足、壳，取肉切成薄片，加鸡蛋、绿豆粉、香圆丝、香菇丝、瓜子仁和豆油、酒调匀。乃将虾之头、尾、足、壳，用宽水煮数滚，去渣澄清。再用猪油同微蒜炙滚，去蒜，将清汤倾和油内煮滚，乃下和匀之虾肉等料，再煮滚，取起，不可太熟。

【蟹羹】

出处：《居家必用事类全集》。

组成：螃蟹十只。

功效：散血破结，益气养精。

主治：跌打损伤，筋断骨折，瘀血肿痛及妇人产后瘀血腹痛、难产、胎衣不下等症。

用法：将螃蟹剁下小脚，蟹壳剥开，切成四块，滚上面粉，放入水中作羹，加入盐、酱、胡椒等调料调和味道。

【果羹】

出处：《素食说略》。

组成：莲子，白扁豆，薏苡仁适量。

功效：健脾化湿。

主治：湿气困脾，清阳不升，头重如裹，四肢倦怠，便溏，泄泻。

用法：将莲子浸泡软，去皮心。白扁豆浸泡软，去皮。薏米浸泡软。将三者以三角形的形状放置于碗中，再加入白糖与开水，加少量糖渍黄木樨或者糖渍玫瑰，放入蒸笼蒸至极烂，翻碗，浇上糖和芡。

【玉琢羹】

出处：《素食说略》。

组成：豆腐、豆粉适量。

功效：清心除烦。

主治：心火上炎，目赤溲黄，心烦，口疮。

用法：将豆腐切碎，加适量的豆粉，用水调和成稀粥状。然后用油炒，开即起锅。或者是用煮熟的山药代替豆腐。

【补肾羹方】

出处：《圣济总录》。

组成：羊肾一对，葱白1茎，生姜3克。

功效：补肾益精。

主治：肾劳虚损，精气竭绝。

用法：将羊肾洗去油脂，切碎，与葱、姜放入水中同煮，加入适量调料调味。

【萝卜羹】

出处：《居家必用事类全集》。

组成：羊肉500克、萝卜250克，葱3茎，花椒30粒。

功效：温中下气。

主治：脾胃虚弱，不思饮食，腹痛，呃逆，宿食。

用法：将羊肉和萝卜切成小丁，同葱、花椒一起放入水中同煮，加入少许干姜末、盐、酒、醋调味。

【碧涧羹】

出处：《山家清供》。

组成：葵菜、芹菜适量。

功效：清热利水。

主治：小便淋漓涩痛，酒后发热，烦渴。

用法：将鲜嫩的葵菜和芹菜洗净，焯过后，放入水中同煮，加入适量调料调味。

【燕窝银耳羹】

出处：《中国分科食疗大全》。

组成：燕窝5g，银耳9g，冰糖25g。

功效：滋阴润肺。

主治：肺结核体弱者。

用法：先将燕窝和银耳用水泡发，然后将冰糖放入一起炖。早晚各服一次。空腹食，连用一月。

【姜梨羹】

出处：《中国分科食疗大全》。

组成：生姜、白梨、白蜜各适量。

功效：散寒润肺。

主治：外感的一般咳嗽。

用法：生姜、白梨各捣烂绞汁，然后用白蜜将其调和，冲服。

【木耳冰糖羹】

出处：《中国分科食疗大全》。

组成：黑木耳3g，冰糖适量。

功效：平肝潜阳。

主治：动脉硬化引起的眩晕。

用法：黑木耳在清水中浸泡一夜，上锅蒸二小时左右，加入冰糖，即可空腹食用。每日一次，连续一月。

【鹿茸蛋羹】

出处：《中国分科食疗大全》。

组成：鹿茸0.3g，鸡蛋1枚。

功效：温肾潜阳。

主治：肾阳虚引起的眩晕。

用法：把鹿茸粉加到打好的鸡蛋中，可加少许水，搅匀，上锅蒸熟，即可食用。每日清晨空腹服用，连续20天。

【西瓜羹】

出处：《中国分科食疗大全》。

组成：大西瓜取四分之一，红皮蒜3头。

功效：利水消肿。

主治：风水，水肿。

用法：将蒜去皮，插在西瓜瓢上，置于碗上蒸熟，将汤、瓢、蒜一同服下。每日2次。

【白矾蛋羹】

出处：《中国分科食疗大全》。

组成：白矾3g，鸡蛋2枚。

功效：涩肠止泻。

主治：慢性泄泻。

用法：将鸡蛋打在碗中，加入白矾调匀，蒸熟后即可食用。每日一次。

【银耳枣羹】

出处：《中国分科食疗大全》。

组成：银耳5g，冰糖25g，大枣10个。

功效：润肠通便。

主治：体虚便秘。

用法：将银耳用清水放置于碗中，加入冰糖和大枣，隔水炖一个小时，每天早晨空腹食用一次。

【藕汁鸡蛋羹】

出处：《中国分科食疗大全》。

组成：鸡蛋1个，鲜藕250g，田七末3g。

功效：活血止痛。

主治：瘀血胃痛、腹痛。

用法：将鲜藕绞汁，鸡蛋打入碗中进行搅拌，洒入田七末后继续搅拌，直至拌匀，加入冰糖适量调味，隔水炖，熟后即可食用。每日一次。

【三七藕蛋羹】

出处：《同寿录·理血类》。

组成：三七末5g，藕汁1小杯，鸡蛋1个，食盐、素油各适量。

功效：活血止血。

主治：吐血、衄血等出血症。

用法：鸡蛋打入小碗中，加清水、三七末、藕汁、食盐、素油，调匀，蒸作蛋羹食。

【木耳苋菜羹】

组成：木耳20g，苋菜100g，鸭肉适量。

功效：滋阴止血、凉血。

主治：体弱、消瘦、低热、小便短赤、尿血者。

用法：水发木耳，撕碎，苋菜切段。以鸭肉煨炖木耳，熟透，再加入苋菜、盐，煮滚后，以水溶栗粉勾芡，汤明透即可。

【豆粉鸡蛋羹】

出处：《中国分科食疗大全》。

组成：绿豆干粉少许，鸡蛋1枚。

功效：清热利湿。

主治：麻疹不透。

用法：把绿豆干粉加到打好的鸡蛋中，可加少许水，搅匀，上锅蒸熟，即可食用。

【食醋蛋羹】

组成：鸡蛋7枚，食醋适量。

功效：活血散结。

主治：各种瘰子。

用法：将鸡蛋蒸成羹，加入食醋，拌匀。1日内服完，每月服1次。

【马兰豆腐羹】

组成：马兰50g，嫩豆腐500g。

功效：清热解毒。

主治：热毒疖疮。

用法：鲜品马兰置砂锅中，加水，煮滚，改小火炖煮，熟透，即加入嫩豆腐，候再滚起，以盐调味，并加水溶栗粉勾芡，汤液明亮稠粘，即可。

【益母陈皮蛋羹】

出处：《中国分科食疗大全》。

组成：益母草100g，鸡蛋2枚，陈皮9g。

功效：活血理气。

主治：气滞血瘀引起的月经错后。

用法：将益母草、陈皮水煎40分钟后，去渣取汁，将鸡蛋打入，上锅蒸成蛋羹食用。每日一次。

【芹菜坤草蛋羹】

出处:《中国分科食疗大全》。

组成:芹菜250g,益母草50g,当归10g,鸡蛋2枚。

功效:活血利水。

主治:月经先后不定期。

用法:将前三味水煎,去渣取汁,将鸡蛋打入汁中,搅匀,上锅蒸蛋羹。每日一次。

【活血蛋羹】

出处:《中国分科食疗大全》。

组成:益母草50g,元胡20g,鸡蛋2枚。

功效:活血止痛。

主治:血瘀血虚之痛经。

用法:将前二味水煎后去渣取汁,将鸡蛋打入,搅匀,上锅蒸鸡蛋羹。每日一次,连服一周。

【坤草当归鸡蛋羹】

出处:《中国分科食疗大全》。

组成:益母草60g,当归15g,鸡蛋2枚。

主治:活血化瘀。

主治:血瘀血虚之闭经。

用法:将前二味水煎后去渣取汁,将鸡蛋打入,搅匀,上锅蒸鸡蛋羹。每日一次,每到月经周期连服一周

【川芎红糖鸡蛋羹】

出处:《中国分科食疗大全》。

组成:川芎8g,鸡蛋2枚,红糖50g。

功效:温经补血。

主治:血亏血瘀之闭经。

用法:先将川芎水煎,去渣取汁,将鸡蛋打入,加入红糖,搅匀,上锅蒸鸡蛋羹。每日一次,连服一周。

【补血蛋羹】

出处:《中国分科食疗大全》。

组成:阿胶25g,当归12g,川芎10g,生地9g,鸡蛋2枚。

功效:活血补血。

主治:肾虚血亏之崩漏。

用法:将当归、川芎、生地用水煎煮,去渣取汁,将阿胶在热汁中烊化,鸡蛋打入,搅匀,上锅蒸熟后即可食用。每日一次。

【首乌鸡蛋羹】

出处：《中国分科食疗大全》。

组成：首乌50g，鸡蛋2枚。

功效：补肝肾，止带下。

主治：肾虚腰痛，白带清稀量多。

用法：先蒸首乌，去渣取浓汁，将鸡蛋打入浓汁中，搅匀，蒸熟。每日一次，连服一周。

【首乌蛋羹】

出处：《中国分科食疗大全》。

组成：何首乌30g，鸡蛋3枚，山萸肉9g。

功效：补肝肾。

主治：肝肾两虚子宫脱垂。

用法：先将何首乌、山萸肉水煎，去渣取汁，将鸡蛋打入汁中，搅匀，蒸熟。每日一次，连服一周。

【漏芦鸡蛋羹】

出处：《中国分科食疗大全》。

组成：漏芦9g，鸡蛋2枚。

功效：通经补血。

主治：产后缺乳。

用法：先水煎漏芦，去渣取汁，将鸡蛋打入汁中，搅匀，蒸熟。每日一次。

【藕节蛋羹】

出处：《中国分科食疗大全》。

组成：鸭蛋2枚，苏木6g，藕节30g。

功效：活血利水。

主治：产后恶露不尽，小腹痛坠者。

用法：将苏木、藕节水煎，去渣取汁，鸭蛋打入汁中，搅匀，蒸熟。每日一次，连服5天。

【大枣酒醋蛋羹】

出处：《中国分科食疗大全》。

组成：乌鸡蛋3枚，醋、酒各一杯，大枣20g。

功效：活血补血。

主治：产后恶露不尽。

用法：将鸡蛋打好，加入醋、酒，搅匀，加入大枣，加适量水，蒸熟或煎煮。每日一次，连服数日。

【冰糖鸭蛋羹】

出处:《中国分科食疗大全》。

组成:冰糖50g,鸭蛋2个。

功效:养阴清热。

主治:百日咳,症见咳喘,伴潮热盗汗、面唇舌红。

用法:将冰糖加热水适量搅拌溶化,待冷,打入鸭蛋,调匀,加适量水,蒸熟。每日一次。

【川贝菊花羹】

出处:《中国分科食疗大全》。

组成:川贝10g,桑叶9g,黄菊花9g,蜂蜜30g。

功效:清热润肺。

主治:肺热咳嗽。

用法:将上四味共置于一碗中,隔水炖服。每日一剂,连服5日。

【苹果羹】

出处:《中国分科食疗大全》。

组成:苹果1个,红糖适量。

功效:清热止泻。

主治:腹泻。

用法:将苹果洗净,煮熟,去皮与核,加红糖,加热后服用。

【鸡肝羹】

组成:煅瓦楞子粉末6~9g,鸡肝1~2具。

功效:健脾消疳。

主治:疳积。

用法:将上两味共置于盘中,隔水蒸熟。

【党参莲子羹】

组成:党参3~6g,去芯莲子10枚,冰糖30g。

功效:益气除湿。

主治:脾虚气陷,小儿鹅口疮。

用法:将前两味泡发,加入冰糖,隔水炖1小时,喝汤吃莲子肉,每日一剂,连用6天。

【百合莲子羹】

组成:百合、去芯莲子、白糖适量。

功效:养阴清热。

主治:小儿夜啼。

用法:前两味共炖成糊状,加入白糖即可食用。每日两次。

第六章 心 羹

羹作为饮食的一种形式，具有清心、养性、保健及治疗作用，作用在"形"的层面。而心羹则作用在"神"的层面，调养心性，陶冶情操，解决心灵困惑，使志高远，使人在心灵层面得到疗养与升华。在传统文化中，儒释道三家的"心羹"体系各有其特色。

第一节 儒家"心羹"

儒家思想起源于上古时期，形成于春秋战国时期，发展于汉唐时期，完善于宋明清时期。儒家"心羹"以心为本，以"中庸"为核心，不仅重视自身的调身养性，而且更重视社会的政治、经济、文化的发展，以达到"修身、齐家、治国、平天下"的目标。其中儒家文人志趣为主要特色。

儒家文人因儒家理念的影响而积极参与到政治文化中，因而常常陷入苦闷与困惑之中。他们在各种压力下，衍生出极富艺术修养的一种生活方式和态度，即文人志趣，旨在将调节情志和食疗等养生方式有机结合从而起到身心健康的协同作用。以宋代"生活四艺"为例，介绍文人志趣具体体现。

《梦粱录》卷十九中记载"烧香点茶，挂画插花，四般闲事"，这"四般闲事"便是"生活四艺"，宋代其他书画诗词中可以常常看到这"生活四艺"的记载，可见，宋代文人对"生活四艺"的推崇。

中国香文化历史悠久，香料多为芳香性中药，多有通经活血、芳香化浊、清心醒脾之作用，点燃后其香气馥郁，既令人心情愉悦，同时使身体得到调养，宋代香文化十分鼎盛，上至王公贵族，下到平民百姓，无论盛大祭祀，还是居家驱虫，均可见到香的影子。宋代香料来源也趋于多元化，不局限于昂贵的沉麝之品，发展出了许多小支流，其特点是应用了许多常见普通的自然植物，如荔枝壳、兰、菊等植物花朵、柏树果实等，陆游的《焚香赋》中记载自己亲手制香经过，"暴丹荔之衣，庄芳兰之苗。徙秋菊之英，拾古柏之实。纳之玉兔之臼，和以桧华之蜜"，清新朴实，另有一番乐趣。

中国为茶的发源地，《神农本草经》记载："神农尝百草，日遇七十二毒，得荼而解之"，这里的荼即茶。宋朝是茶文化的一个极致期，茶文化有很多表现形式，如：茶诗、茶词、茶道、茶器等，而这些能从一个茶席中得到全面体现，宋徽宗赵佶的《文会图》就是茶席的典型代表：设一巨榻，榻上摆放菜肴、果品、插花等，文士雅士围榻而坐，或举杯欲饮，或高谈阔论，或闭目养神，或细声耳语，画下方有一组人物和桌几器具，桌上一大瓯刚刚冲点好的茶汤，童子正在分酌乳花，炉中炭火炽盛，汤提点中的水将沸，桌旁的都篮水瓮，桌上的茶瓶茶盏，以及侍者们各司其职，描绘了一个宋代上流社会的点茶场景。

挂画又称挂轴，由天杆、地杆、轴头、天头、地头、边、惊燕带、画心及背面的背纸组成。原多以书法为主，后来配以画作，多以山水画来表达意境。挂画赏画为文人雅集、香席茶席上中药的文学活动。书画是文人情志的外在表现，通过挂画赏画可以交流思想，调节身心，排遣抑郁。

中国插花艺术源于佛教，如东汉康孟祥翻译的《修行本起经》中记载："须臾佛到，知童子心，时有一女持瓶盛花，佛放光明，彻照花瓶，变为琉璃"，随着汉唐发展而逐渐普及泛化。宋朝经济繁荣，文化发展迅速，普及度高，插花之风全国盛行，无论宫廷还是茶馆酒肆，都有插花的存在。宋朝宫廷推崇插花，每年各地都举行"万花会"，排场豪华，花卉繁盛，如欧阳修《洛阳牡丹记》中记载了洛阳官员送花到开封进贡，《东坡志林》中亦有"扬州芍药为天下冠，蔡繁卿太守始作万花会，用花十余万只"的记载。花常常作为文人情怀的载体，唐喜富贵，多爱牡丹，宋喜清雅，爱梅者多，如林逋以"梅妻鹤子"而闻名，更留下咏梅名句"疏影横斜水清浅，暗香浮动月黄昏"。文人不仅追求赏花，同时对插花也有细致研究，如苏轼《格物粗谈》中载："梅花半开者，同蜜投入罐中，镕蜡封口，同时挑三四朵同蜜点汤，花开，香如新摘"，"花红者令白，以硫黄烧烟熏盏子盖，花即白"，亲自插花不仅可以欣赏花的各种优美姿态，亦在动手过程中陶冶情操，调节心情。

第二节　佛家"心羹"

佛家"心羹"的主要形式为佛陀讲法，针对人的现实问题和心灵需求，提出建设性意见，使心灵得到治愈，并启发人之善言、善心、善行，从而达到三明：一、宿命明，知自身他身宿世之生死相；二、天眼明，知自身他身未来之生死相；三、漏尽明，知现世之苦相。其中核心为漏尽明，漏即烦恼，去除烦恼，使人心神清净明亮。

佛家"心羹"涉及多方面，诸如生死、苦乐、善恶、今昔、因果等，形式上突出哲理与比喻的结合，寓理于喻，喻中蕴理，生动形象，充满趣味性，而又不失严肃。有次第作喻，如天降大雨，壕沟必满，壕沟既满，小坑随之亦满，小坑既满，小河亦满，既之大河满，大海满；有因果作喻，如大海之水来自大河，大河之水来自小河，小河之水来自沟渎，沟渎之水则因大雨而来；有以事物作喻，如以雨比喻佛陀之教法，以药草比喻为三乘人之根性，药草有三种，小草喻人、天，中草喻声闻、缘觉，大草喻菩萨，虽根性不同，皆可受佛法雨露滋润，皆可成佛。诸如此类，不胜枚举。

佛教寓言比喻有千百，而且一则寓言中常含有多种比喻，现选取几则供大家品鉴。

是身如丘井
《维摩诘经》

从前有一人获罪于国王，畏罪潜逃，国王命令一只醉象追捕他，这人跳入丘墟一口枯井中，企图藏身，下落时发现井底有一条恶龙，恶龙发现他并向他喷吐毒液，恶龙旁边还有五条毒蛇也想咬他。慌忙之中抓住井壁上的一把腐草，而免于坠落井底，但突然发现有黑白两只老鼠正在啃他抓住的那把草，草马上将被咬断。这时醉象也追赶到井口，在这生死紧张之际，又发现头顶有一棵树，树上有一个蜂窝，蜂蜜滴落到这个人口中，蜂蜜甘甜可口，令他一时忘了身处险境。

此寓言，以井喻生死，醉象喻无常，毒龙喻恶道，五毒蛇喻五阴，腐草喻命根，白黑二鼠喻白月、黑月，蜜滴喻五欲之乐，得蜜滴而忘怖畏则喻众生得五欲之蜜滴而忘记危险。表现了安逸享乐是相对的，苦难危险是绝对的。

察微王经
《六度集经》

过去世菩萨当国王时，名叫察微。他的志向清高、行为净洁，一心皈依三宝，禀赋好学佛经，定心不忘教义。

有一天，察微王趁空闲时独自出宫，穿着粗布衣服走在路上，看到路边有一补鞋的老翁，便开玩笑地问："全国的人，谁是快乐的？"

老翁答："只有国王才会快乐。"

察微王又问："他为何快乐呢？"

老翁说："他有百官侍奉，众多百姓贡献，可以随心所欲，这不是非常快乐吗？"

察微王说："估计正如你说得那样。"随即请老翁饮葡萄酒，老翁醉酒后失去了知觉，然后把老翁背到宫中。察微王对王妃说："这个补鞋的老翁说国王很快乐。我今天要开个玩笑，给他穿上王服，让他上殿处理国政。你们不要惊骇。"元妃领命。

老翁醒后，宫中侍妾们假装说："大王酒醉后，许多政事都积压起来，应该去处理了。"于是把他带到议事殿上，官员们催促他审议政事，老翁懵懵懂懂，什么都分不清。国史给他记录议事经过，大臣给他出谋划策，老翁整天坐在殿中，混身骨节酸痛，吃饭也尝不出味道，一天下来瘦了许多。宫女们假意说："大王气色好像有些不好，不知为何？"老翁答道："我梦见自己是一个补鞋翁，每天用自己的劳力换取衣食，苦得难以言说，所以感到头痛呀！"众宫女无不偷笑。

老翁夜间躺在床上但睡不着觉，辗转反侧，思想着："我究竟是补鞋翁，还是真天子呀？若是天子，肌肤为什么这样粗糙呢？如果本来是补鞋翁，为什么住在王宫里？大概是我心神恍惚，眼睛错乱了，二处的身份分不清哪一个是真的了。"

王后假意说："大王不舒服，不如喊伎乐来歌舞一番吧！"于是，一面看伎乐，一面给老翁饮葡萄酒。老翁又沉醉到无知觉。大家给他穿上原来的衣服，送他回家，放倒在粗糙的床铺上。老翁醉酒醒后，看着简陋的住房，粗糙的衣服，一切如旧。不过，全身上下骨节酸痛，好像曾被棍棒打过一样。

几天之后，察微王又找到他。补鞋翁说："前几天饮了你的酒，醉得我头昏目眩，无有知觉，如今才开始清醒。我做梦当了国王，在金殿上审批文武百官的奏本，国史做记录，大臣们出谋划策。但是，我内心惶恐，好像火烧一样，骨节酸痛，被鞭打不过如此。做梦尚且如此，何况是真正当国王呢？前几天我对你说的话，一定不对！"

察微王回到宫内与群臣讲述了这件事，惹得众臣大笑。察微王对群臣说："他一个身体更换了见闻，如今尚且不能自知，何况是隔世，舍去了亡故的身体，又受生新的躯体呢？又加上各种艰难痛苦，如鬼魅般不顺心的事的困扰。而想知道神识迁化后所去受生的那个地方，这岂不是很难？佛经上说：一个愚蠢的人，胸怀种种邪念，要想看到神识，就像一个人蒙着眼睛在夜里走路，想仰望天空的星星月亮，即使疲劳终身，何时能见得到？"

老公丑恶

《佛典譬喻经全集》

有个居士常常想见到文殊师利，于是大行布施，并设置高座。这时有一老翁，相貌丑陋，眼中充满眼屎，鼻中流着鼻涕，嘴里流着口水，坐到高座上。居士说："我今天设置的高座，只有通晓佛经的高僧才能坐，你有什么资格坐上去"，于是把他拉到地上。

布施完毕，居士便在佛寺中燃灯烧香，将灯和香放到佛寺中，说："我修持这样的布施供养，应该会见到文殊师利的"。回家后，由于过度疲劳而睡下了。梦中见一人对他说："你想见文殊师利，可你见到了他却不认识，先前坐在高座上的老翁正是文殊师利，可你却把它拉到地上，这样反复七次，这样怎么能见到文殊师利呢？"

有求菩萨道的人，文殊师利便会前去试探，居士见到却不认识，这叫作所知障，原因便是智慧不足。这个居士便是智慧不足，没有平等待人之心，以貌取人，没有透过外表看到本质。

弃老国

《杂宝藏经》

波罗奈国中，有一穷苦人家，只有一个儿子，但他儿子的子女众多。儿子家里贫穷，又赶上天时不顺，收成不好，便狠下心来，把他的父母活埋在地里，减少负担，以养活子女。

有邻居问他，他父母哪里去了，他回答说："我父母的年纪老了，死亡早晚也会降临到他们的头上，所以我就把他们埋掉了，用他们的那份口粮来养活我的几个孩子，好让孩子长大。"

邻居听说后也觉得十分合理，于是也照这家的办法，把各自的老人活埋掉了。如此辗转相传，互相仿效，这种做法很快就在波罗奈国风行起来，并且成了一条正式法律。

有一位老者，也只有一个儿子，但他儿子并不同意这种做法，于是思考，要做些什么事情，才能把这条错误的法律废除。便对他父亲说："您现在身体健朗，应该去远方游学，学习经论。"他父亲听从建议，去远方游学，感觉学有所得，便返回家中，过了几年后，他父亲年纪很大了。为了逃避被活埋的命运，儿子偷偷地为父亲修了一间地下室，把父亲藏在里面，每天都供他很好的饮食。并且每天都在想，谁能和我一起把这个错误的法律废除了呢？

天神被他感动，现身对他说："我来帮你废除这条法律。"于是，天神拿出了一张纸，在纸上对国王提出了四个问题：一、什么是最宝贵的财物？二、什么是最大的快乐？三、什么味道最好？四、什么寿命最长？写好后贴在宫墙上，并且说："如果国王你能解答这些问题，我就会拥护你，如果不能解答，七天以后，我就把你的脑袋打碎成七块。"

第二天，国王发现天神的问题后，马上催促臣子四处询问谁能解答这四个问题，并且许诺，谁能解答这些问题，就满足他提出的任何要求。老者的儿子揭下了文告，对这四个问题一一做了解答：信义是最宝贵的财物；学法是最大的快乐；实话的味道最好；智慧的寿命最长。

解答完了，就把答案和文告又贴到了宫墙上。天神看了答案，见问题回答得非常圆满，心中很是欢喜。国王看了，心中更加高兴，于是亲自召见了老者的儿子。

国王问道："是谁教会你这样解答问题的？"

老者的儿子回答说："是我父亲教我的。"

国王又问:"你的父亲现在在何处?"

老者的儿子回答说:"大王请您不要惩罚我。我父亲年纪老了,我违反了国家的法律,没有埋掉他,把他藏在了地下的密室里。请大王您听我说,父母的恩情如天地一般厚重。婴儿时十月怀胎,喂养照顾,长大后循循教诲,历尽了千辛万苦,才使我们长大成人。我们所以能见到日月,能生长在人世,这都是父母之赐。即使我们以左肩担父,右肩担母,担着他们行走一百年,供养他们一百年,也报答不完父母的恩情。"

国王听了老者儿子的一席话后问:"你现在有什么要求?"

老者的儿子回答说:"我没有什么要求。我只希望大王能废除这条活埋老人的错误法律。"

国王认可了老者儿子的观点,于是向全国宣布:"从今以后,如果发现不孝敬父母的,就要被判处重刑。"

与儿期早行

《百喻经》

从前有一个人,夜里对儿子说:"明日与你一起到那村子去,有些东西要去取。"儿子听了,至次日清晨,竟不问父亲要取什么,独自直奔那儿去了。到了那个村子,身体疲惫极了,却一无所获,又没有东西吃,饥渴得要命。随即又返回家中,来见父亲。父亲见儿子回来,训责道:"你这愚蠢的人,没有智慧,为何不等我?自己独自跑一趟,空手而回,白白地受饥苦,被众人嘲笑。"

凡夫俗子也是这样,倘若得以出家,就剃除须发,穿上三类法衣,却不向明师咨询道法,失掉了种种禅定道品的功德,沙门应有的妙果都失掉了。就如那个愚人一样,空手来回跑,徒然受疲劳,外形虽似沙门,其实一无所得。

第三节 道家"心羹"

道家"心羹"侧重于个人修养,修身养性以期寿命长久。从历史角度看,不同时期,道教代表人物对"心羹"的阐述也不尽相同,杨朱阐述"顺性命之理"、"贵己乐生"和"全性保真"的思想,老子阐述"无为而治"的思想,庄子阐述"天人合一""心斋""坐忘"等思想。其中"天人合一"、"无为而治"为道教"心羹"的核心。

"天人合一"是古代哲学思想的代表之一,主要包含两个方面,一是认为人与天地之基本规律相同,《道德经》中说"道生一,一生二,二生三,三生万物",万物的起始都是"道",道化生和养育了包括人在内的天地万物,所以人和天地之道,和自然之道具有一致性,即万物的生长化收藏的规律具有一致性,也就是庄子说的

"天地与我并生，而万物与我为一"。而这一思想在人探索自然的观察与思考过程中，发现天与人的对应性，如《太平经》中载"头圆，天也；足方，地也；四肢，四时，五脏，五行也；耳口目鼻七政，三光也"，将自然界与人一一对应起来，自然界的动态也影响着人的身心，如阴晴晦明令人抑郁或开朗，四季交替令人喜春而悲秋。二是认为人要顺合自然的规律，人是自然界的一部分，人的行为规律要符合自然的规律，这样才能身体健康，达到长生久视的目的，就如《周易参同契发挥》称："夫天位乎上，地位乎下，二气则运行乎其中，一升一降，往来不穷，犹橐籥也。人受冲和之气，生于天地间，与天地初无二体，若能悟天地之妙，此心冲虚湛寂，自然一气周流于上下，开则气出，阖则气入，气出则如地气之上升，气入则如天气之下降，自可与天地同其长久。"可以看出其追求的是一种人体生命与自然万物的整体和谐状态，就天地阴阳变化而言，对人体影响最大的莫过于四季交替和昼夜晨昏的变更，因此养生也必须采取相应的措施。首先，针对春夏秋冬的气候特征，在精神修养、饮食调摄、生活起居等方面必须顺应四时的生、长、收、藏特点。春月发陈，顺应天地生的特性，情志恬淡和缓，不要动怒，顺应肝气；夏月繁秀，万物华实，昼长夜短，与日同起，不要贪凉饮冷，令气不得泄；秋月容平，万物萧瑟，保持心情恬适，不要受秋天肃杀之气影响；冬月闭藏，万物潜藏，阳藏于内，不要扰动，取暖适当，不要使温度太高，减衣过多，汗孔开泄。其次，还应注意昼夜晨昏的调护。一天之中，早晨阳气始生，日中而盛，日暮而收，夜半而藏，每天这种变化与四时的"春生、夏长、秋收、冬藏"规律完全一致。因此，为了资助阳气的发生，早晨应多开展室外活动，吐故纳新，流通气血，旺盛生机；傍晚日落，阳气开始潜藏，于是要相应减少活动，避免风寒和雾露之气的侵袭。

"无为而治"是老子修身养性之道的体现，并将之延伸到治国方面，所以在看待"无为而治"时，要看到起"治世"和"治身"两层含义。"无为而治"即是恬淡，减少欲望，所以他说："罪莫大于可欲，祸莫大于不知足，咎莫大于欲得"，老子反对开视听、纵淫欲、竭思虑、先己而后物。视听等知觉能感受声色，激起人的物质欲望。聚敛财富、建功立业以及与之相伴的喜与忧都要损耗人的精神。老子还看到，智力的运用让人卷入对是非好恶的判别，学会伪饰和诡诈，陷入无尽的困惑，深思远虑，也导致人精神离散、生命衰竭，所以不能养人之神明、保全人之身心。所有逆道、伤神、害生的行为，都是因为人们过分看重自我，这种人会有凌驾万物之上的心态，长此以往，会逐步走向绝境，危害身心。

所以老子提倡"虚其心"、"少私寡欲"、"甘其食，美其服，安其居，乐其俗"，庄子也提出"恬淡寂寥，虚无无为……则忧患不能入中，邪气不能袭"。具体要做到，抱元守一，闭视听，息淫欲，无思虑，先物而无己。闭目塞听，减少外物纷扰，放空思想，放弃无止境的欲望，保护因欲望而受损失的元神，懂得知足，减少贪欲，以使精神完足，性命保全。

下篇　文论

　　羹作为一种主要的饮食形式，在日常生活中处处可见，方便作为文人写作材料，唐代文人以羹为题材，借以抒发思念、安贫等情感，宋代文人亲自做羹，并以文辞记录，别有一种清雅儒风。下篇共选择与羹相关文论 21 篇，分为羹食文论、羹方文论、羹药文论，加以校释，供读者品鉴。

第一章　羹食文论

《莼羹歌》
李流芳①

怪我生长居江东，不识江东莼菜美。
今年四月来西湖，西湖莼生满湖水。
朝朝暮暮来采莼，西湖城中无一人。
西湖莼菜萧山卖，千担万担湘湖滨。
吾友数人偏好事，时呼轻舠②致此味。
柔花嫩叶出水新，小摘轻淹杂生气。
微施姜桂犹清真，未下盐豉已高贵。
吾家平头解烹煮，间出新意殊可喜。
一朝能作千里羹③，顿使吾徒摇食指。
琉璃碗成碧玉光，五味纷错生馨香。
出盘四座已叹息，举箸不敢争先尝。
浅斟细嚼意未足，指点杯盘恋余馥。

但知脆滑利齿牙，不觉清虚累口腹。

血肉腥臊草木苦，此味超然离品目。

京师黄芽④软似酥，家园燕笋白于玉。

差堪与汝为执友，菁根杞苗皆臣仆。

君不见区区芋魁亦遭遇，西湖莼生人不顾。

季鹰⑤之后有吾徒，此物千年免沈锢。

君为我饮我作歌，得此十斗不足多。

世人耳食不贵近，更须远挹湖湘波。

注：

①李流芳（1575～1629年），字长蘅，一字茂宰，号檀园、香海、古怀堂、沧庵，晚号慎娱居士、六浮道人，南直隶徽州歙县（今安徽歙县）人，侨居嘉定（今上海嘉定），明代诗人、书画家。

②舠：小船。

③千里羹：出自《晋书·陆机传》：又尝诣侍中王济，济指羊酪谓机曰："卿吴中何以敌此？"答云："千里莼羹，未下盐豉。"

④黄芽：指黄芽菜，白菜的一种，菜心呈淡黄色。

⑤季鹰：指西晋文学家张翰，字季鹰，吴郡吴县（今江苏苏州市）人。因"莼鲈之思"典故而广为人知，据《晋书·张翰传》载："翰因见秋风起，乃思吴中菰菜、莼羹、鲈鱼脍，曰：'人生贵适志，何能羁宦数千里，以邀名爵乎？'遂命驾而归。"

《食荠糁甚美盖蜀人所谓东坡羹也》

陆游①

荠糁芳甘妙绝伦，啜来恍若在峨岷②。

尊羹③下豉知难敌，牛乳抨酥亦未珍。

异味颇思修净供，秘方常惜授厨人。

午窗自抚膨脝腹，好住烟村莫厌贫。

注：

①陆游（1125～1210年），字务观，号放翁，越州山阴（今浙江绍兴）人，南宋著名诗人。少时受家庭爱国思想熏陶，高宗时应礼部试，为秦桧所黜。孝宗时赐进士出身。中年入蜀，投身军旅生活，官至宝章阁待制。晚年退居家乡。创作诗歌今存九千多首，内容极为丰富。著有《剑南诗稿》、《渭南文集》、《南唐书》、《老学庵笔记》等。

②峨岷：峨眉山与岷山的并称。

③尊羹：即莼羹。

《素羹》

范成大[1]

毡芋[2]凝酥敌少城[3]，土薯[4]割玉胜南京。
合和二物归藜糁，新法侬家[5]骨董羹[6]。

注：

①范成大（1126~1193 年），字致能，号称石湖居士，谥文穆，平江吴县（今江苏苏州）人，南宋诗人。从江西派入手，后学习中、晚唐诗，继承了白居易、王建、张籍等诗人新乐府的现实主义精神，终于自成一家。风格平易浅显、清新妩媚。诗题材广泛，以反映农村社会生活内容的作品成就最高。他与杨万里、陆游、尤袤合称南宋"中兴四大诗人"。

②毡芋：毛芋头。

③少城：城名。在成都城西。少，小。言少城，对成都大城而言。

④土薯：薯蓣，即山药。

⑤侬家：吴地人家。吴地，春秋时吴国所辖之地域，包括今之江苏、上海大部和安徽、浙江及江西的一部分。

⑥古董羹：指取鱼肉蔬菜等杂混烹制而成的羹。上元日，吴中食"骨董羹"，又称"和气羹"、"贺年羹"。

《赋羊腰肾羹》

刘过[1]

拔毫已付管城子[2]，烂首[3]曾封关内侯。
死后不知身外物，也随樽俎[4]伴风流。

注：

①刘过（1154~1206 年），南宋文学家，字改之，号龙洲道人。吉州太和（今江西泰和县）人，长于庐陵（今江西吉安），去世于江苏昆山，今其墓尚在。四次应举不中，流落江湖间，布衣终身。曾为陆游、辛弃疾所赏，亦与陈亮、岳珂友善。词风与辛弃疾相近，抒发抗金抱负狂逸俊致，与刘克庄、刘辰翁享有"辛派三刘"之誉，又与刘仙伦合称为"庐陵二布衣"。有《龙洲集》、《龙洲词》。

②管城子：毛笔。唐代韩愈曾写《毛颖传》，说毛笔被封在管城，叫"管城子"。后因为毛笔的代称，亦称"管城君"。

③烂首：此处指烂羊头。烂羊头，比喻滥授官爵，商人厨师皆得为官。汉朝后期，宫廷内部腐败，外戚与宦官的斗争一直不断，两派为了拉拢自己的势力，对外滥授官职，所授的官职名目繁多，小商人、厨子等纷纷穿绣面官服。百姓怨声载道并编制歌谣："灶上养，中郎将。烂羊胃，骑都尉。烂羊头，关内侯。"

④樽俎：古代盛酒肉的器皿。樽以盛酒，俎以盛肉。后来常用做宴席的代称。

《十五从军征》①

十五从军征，八十始得归。

道逢乡里人，家中有阿谁？

遥望是君家，松柏冢累累。

兔从狗窦②入，雉从梁上飞。

中庭生旅③谷，井上生旅葵。

舂谷持作饭，采葵持作羹。

羹饭一时熟，不知贻阿谁。

出门东向看，泪落沾我衣。

注：

①出自《乐府诗集·横吹曲辞·梁鼓角横吹曲》。

②狗窦：给狗出入的墙洞。

③旅：旅生，植物未经播种而野生。

《莼菜二首》之二

徐似道①

堆盘缕缕又秋风，客俎虀盐②一洗空。

羹鳟③疑居柁楼④底，杯蟹如堕酒船中。

莼羹本是诗人事，樽俎那容俗子同。

不日挽君来快问，请分一箸供涪翁⑤。

注：

①徐似道（生卒年未详），字渊子，号竹隐，黄岩县上珙（今属温岭市）人。宋乾道二年（1166）进士，为吴江尉，受知范成大。官至秘书少监，终朝散大夫、提点江西刑狱，以廉洁有才干闻名于时。工诗词，著《竹隐集》11卷。

②虀盐：即齑盐，指腌菜和盐，借指素食，泛指清贫生活。出自《全唐文》卷五百五十七《韩愈十一·送穷文》："太学四年，朝齑暮盐"。

③鳟：即鳜鱼。

④柁楼：船上操舵之室，亦指后舱室。因高起如楼，故称。

⑤涪翁：黄庭坚别号。

《龙福寺煮东坡羹戏作》

朱弁①

手摘诸葛菜②，自煮东坡羹。

虽无锦绣肠，亦饱风露清。

注：

①朱弁（1085～1144年），南宋官员、文学家。字少章，号观如居士。婺源（今属江西）人，朱熹叔祖，太学生出身。建炎元年自荐为通问副使赴金，为金所拘，不肯屈服，拘留十六年始得放归。曾劝宋高宗恢复中原，得罪秦桧，官终奉议郎。他在留金期间写下了不少怀念故国的诗作，深切婉转，是南宋初期的重要诗人。有《曲洧旧闻》、《风月堂诗话》等传世。

②诸葛菜：即蔓菁，又名芜菁。

《种芜菁作羹》

朱敦儒[①]

且喜芜菁种得成，苔心散出碧纵横。
脆甜胸子[②]无反恶，肥嫩羔儿不杀生。
乐羊[③]岂断儿孙念，刘季[④]宁无父子情。
争似野人茅屋下，日高淡煮一杯羹。

注：

①朱敦儒（1081～1159年），字希真，洛阳人。历兵部郎中、临安府通判、秘书郎、都官员外郎、两浙东路提点刑狱，致仕，居嘉禾。绍兴二十九年（1159）卒。有词三卷，名《樵歌》。朱敦儒获得"词俊"之名，与"诗俊"陈与义等并称为"洛中八俊"。

②胸子：指蔓菁肥大的肉质根。

③乐羊，见前注。

④刘季：即刘邦。楚汉相争时，项羽把刘邦父亲放到砧板上面，以威胁刘邦投降，刘邦回答说："吾与羽俱北面受命怀王，约为兄弟，吾翁即若翁。必欲烹而翁，幸分我一杯羹。"

《莼羹》

汪琬[①]

人世从来为口忙，惟须一食疗饥肠。
莼羹菰饭[②]原无价，莫与微官[③]共较量。

注：

①汪琬（1624～1691年），字苕文，号钝庵，初号玉遮山樵，晚号尧峰，小字液仙。长洲（今江苏苏州）人，清初官吏学者、散文家，与侯方域、魏禧，合称明末清初散文"三大家"。顺治十二年进士，康熙十八年举鸿博，历官户部主事、刑部郎中、编修，有《尧峰诗文钞》、《钝翁前后类稿、续稿》。

②菰饭：用菰米煮成的饭。

③微官：小官，出自晋·欧阳建《临终诗》："咨余冲且暗，抱责守微官。"

《甜羹》之一①
陆游

老住湖边一把芽，时沽村酒具山肴。
年来传得甜羹法，更为吴酸②作解嘲。

注：

①甜羹：羹中不添加盐酱，因其口味区别于咸羹，故名甜羹。通常情况下，甜羹用料要以山药、芋头这些含淀粉较多的物料为主体，借以增强羹汁的甜度。

②吴酸：吴人所调咸酸之味。一说，即榆酱。

《甜羹》之二
陆游

山厨薪桂软炊粳，旋洗香蔬手自烹。
从此八珍①俱避舍，天②苏陀味③属甜羹。

注：

①八珍：最早出现在《周礼·天官》："珍用八物"、"八珍之齐"。后泛指菜肴中的八种珍稀之品，其组成历代说法不一。

②天：此处指天竺。

③苏陀味：旧称须陀，译曰甘露，天上之食物，玄应音义二十二曰："苏陀味，旧经中作须陀饭，此天甘露食也。"

《菜羹》
姜特立①

浅下姜盐细点油，小甘微苦嫩香浮。
是中自有天酥味②，说与馋儿只调头。

注：

①姜特立（？~1192年），字邦杰，浙江丽水人。生年不详，卒于宋光宗绍熙中。以父恩补承信郎。淳熙中（公元1181年左右），累迁福建兵马副都监；擒海贼姜大獠。赵汝愚荐于朝，召见，献诗百篇。除阁门舍人，充太子宫左右春坊。太子即位，除知阁门事。恃恩纵恣，遂夺职。帝颇念旧，复除浙东马步军副总管。宁宗时，官终庆远军节度使。特立工于诗，意境超旷。作有《梅山稿》六卷，续稿十五卷，《直斋书录解题》行于世。

②天酥味：即苏陀味。

《崇女撷菜煮羹》

程公许[1]

稚女春间绕舍嬉，手挑野菜满篮归。
细斟碧涧和根煮，旋掬香粳芼[2]糁稀。
久识道腴[3]知隽永，更从禅悦悟精微。
投床忽作还乡梦，雪暖西山笋蕨肥。

注：

[1]程公许（？～1251年），南宋眉州眉山（今属四川）人，一说叙州宣化（今四川宜宾西北）人。字季与，一字希颖，号沧州。嘉定进士。历官著作郎、起居郎，数论劾史嵩之。后迁中书舍人，进礼部侍郎，又论劾郑清之。屡遭排挤，官终权刑部尚书。有文才，今存《沧州尘缶编》。

[2]芼：可供食用的野菜或水草。

[3]道腴：某种学说、主张的精髓，研讨玩味。

《食菜羹示何道士》

释觉范[1]

獠奴[2]拾堕薪，发爨羹藇[3]米。
饱霜阔叶菘，近水繁花荠。
都卢[4]深注汤，米烂菜自美。
椎门醉道士，一笑欲染指。
戒勿加酸咸，云恐坏至味。
分尝果超绝，玉糁那可比。
鲜服增恶欲，腥膻耗道气。
毕生啜自羹，自可老儋耳。

注：

[1]释觉范，宋瑞州清凉寺宝觉禅师，名德洪，字觉范，初名慧洪。就真净克文禅师而得悟。著禅林僧宝传三十卷及林间录。高宗建炎二年五月入寂。寿五十八。赐宝觉圆明之号。是主要活动于宋徽宗时期的北宋名僧，同时又是盛名于当时的诗人、散文家、诗论家、僧史家、佛学家。

[2]獠奴：旧指作为家奴的僚人。

[3]藇：同"薯"。

[4]都卢：统统。

《东京梦华录·饮食果子》[1]

凡店内卖下酒厨子，谓之"茶饭量酒博士"。至店中小儿子，皆通谓之"大伯"。更有街坊妇人，腰系青花布手巾，绾危髻，为酒客换汤斟酒，俗谓之"焌糟"。更有百姓入酒肆，见子弟少年辈饮酒，近前小心供过，使令买物命妓，取送钱物之类，谓之"闲汉"。又有向前换汤斟酒歌唱，或献果子香药之类，客散得钱，谓之"厮波"。又有下等妓女，不呼自来，筵前歌唱，临时以些小钱物赠之而去，谓之"札客"，亦谓之"打酒坐"。又有卖药或果实萝卜之类，不问酒客买与不买，散与坐客，然后得钱，谓之"撒暂"。如此处处有之。唯州桥炭张家、乳酪张家，不放前项人入店，亦不卖下酒，唯以好淹藏菜蔬，卖一色好酒。所谓茶饭者，乃百味羹、头羹、新法鹌子羹、三脆羹、二色腰子、虾蕈、鸡蕈、浑炮等羹、旋索粉、玉棋子、群仙羹、假河鲀、白渫齑、货鳜鱼、假元鱼、决明兜子、决明汤齑、肉醋托胎衬肠沙鱼、两熟紫苏鱼、假蛤蜊、白肉夹面子茸割肉、胡饼、汤骨头、乳炊羊、羊闹厅、羊角、腰子、鹅鸭排蒸荔枝腰子、还元腰子、烧臆子、入炉细项莲花鸭、签酒炙肚胘、虚汁垂丝羊头、入炉羊羊头、签鹅鸭、签鸡、签盘兔、炒兔、葱泼兔、假野狐、金丝肚羹、石肚羹、假炙獐、煎鹌子、生炒肺、炒蛤蜊、炒蟹、渫蟹、洗手蟹之类，逐时旋行索唤，不许一味有阙，或别呼索变。造下酒亦即时供应。又有外来托卖炙鸡、熝鸭、羊脚子、点羊头、脆筋巴子、姜虾、酒蟹、獐巴、鹿脯、从食蒸作、海鲜时果、旋切莴苣生菜、西京笋。又有小儿子，着白虔布衫，青花手巾，挟白磁缸子卖辣菜。又有托小盘卖干果子，乃旋炒银杏、栗子、河北鹅梨、梨条、梨干、梨肉、胶枣、枣圈、梨圈、桃圈、核桃、肉牙枣、海红嘉庆子、林檎旋乌李、李子旋樱桃、煎西京雨梨、尖梨、甘棠梨、凤栖梨、镇府浊梨、河阴石榴、河阳查子、查条、沙苑榅桲、回马孛萄、西川乳糖、狮子糖、霜蜂儿、橄榄、温柑、绵枨金橘、龙眼、荔枝、召白藕、甘蔗、漉梨、林檎干、枝头干、芭蕉干、人面子、巴览子、榛子、榧子、虾具之类。诸般蜜煎香药、果子罐子、党梅、柿膏儿、香药、小元儿、小螺茶、鹏沙元之类。更外卖软羊诸色包子，猪羊荷包，烧肉干脯，玉板鲊豝，鲊片酱之类。其余小酒店，亦卖下酒，如煎鱼、鸭子、兔、煎熝肉、梅汁、血羹、粉羹之类。每分不过十五钱。诸酒店必有厅院，廊庑掩映，排列小子，吊窗花竹，各垂帘幕，命妓歌笑，各得稳便。

注：
①《东京梦华录》是宋代孟元老的笔记体散记文，创作于宋钦宗靖康二年（1127年），是一本追述北宋都城东京开封府城市风俗人情的著作。所记大多是宋徽宗崇宁到宣和（1102～1125年）年间北宋都城东京开封的情况，描绘了这一历史时期居住在东京的上至王公贵族、下及庶民百姓的日常生活情景，是研究北宋都市社会生活、经济文化的一部极其重要的历史文献古籍。

第二章 羹药文论

蒌蒿宜作河豚羹

辛弃疾[①]

河豚挟鸩毒，杀人一脔[②]足。

蒌蒿或济之，赤心置人腹。

方其在野中，卫青混奴仆。

及登君子堂，园绮[③]成骨肉。

暴乾及为脯，拳曲蝟[④]毛缩。

寄君频咀嚼，去翳如折屋。

注：

①辛弃疾（1140～1207年），南宋词人，原字坦夫，改字幼安，别号稼轩，历城（今山东济南）人。出生时，中原已为金兵所占。21岁参加抗金义军，不久归南宋。历任湖北、江西、湖南、福建、浙东安抚使等职。一生力主抗金。曾上《美芹十论》与《九议》，条陈战守之策。其词抒写力图恢复国家统一的爱国热情，倾诉壮志难酬的悲愤，对当时执政者的屈辱求和颇多谴责；也有不少吟咏祖国河山的作品。题材广阔又善化用前人典故入词，风格沉雄豪迈又不乏细腻柔媚之处。由于辛弃疾的抗金主张与当政的主和派政见不合，后被弹劾落职，退隐江西带湖。

②脔：切成小块的肉，此处指小块的河豚肉。

③园绮："商山四皓"中的东园公和绮里季的并称。"商山四皓"是秦朝末年四位信奉黄老之学的博士：东园公唐秉、夏黄公崔广、绮里季吴实、甪里先生周术。他们是秦始皇时七十名博士官中的四位，分别职掌：一曰通古今；二曰辨然否；三曰典教职。后来他们隐居于商山，曾经向汉高祖刘邦讽谏不可废去太子刘盈（即后来的汉惠帝）。后人用"商山四皓"来泛指有名望的隐士。

④蝟：同"猬"，刺猬。

《自然羹》[①]

蜀中有一道人卖自然羹，人试买之。盌[②]中二鱼，鳞鬣肠胃皆在，鳞上有黑纹，

如一圆月，汁如淡水，食者旋剔去鳞肠，其味香美。有问鱼上何故有月？道人从盌
中倾出，皆是荔枝仁，初未尝有鱼并汁。笑而急走，回顾云："蓬莱月也不识。"明
年时疫，食羹人皆免。道人不复再见。

注：

①出自《清异录·馔羞门》。《清异录》，北宋陶谷著，是古代中国文言琐事小说，它借鉴类
书的形式，分为天文、地理、君道、官志、人事、女行、君子、么麽、释族、仙宗、草、木、花、
果、蔬、药、禽、兽、虫、鱼、肢体、作用、居室、衣服、粧饰、陈设、器具、文用、武器、酒
浆、茗荈、馔羞、薰燎、丧葬、鬼、神、妖，共三十七门，保存了中国文化史和社会史方面的很
多重要史料。

②盌：同"碗"。

第三章 羹方文论

《十远羹》①

石耳、石发、石线、海紫菜、鹿角脂菜、天薹、沙鱼、海鳔白、石决明、虾魁腊，右用鸡、羊、鹑②汁及决明、虾、薹③浸渍、自然水澄清，与三汁相和，盐酎④庄严，多汁为良。十品不足听阙⑤，忌入别物，恐伦类杂，则风韵去矣。

注：

①出自《清异录·馔羞门》。

②鹑：即鹌鹑。

③薹：泛指蘑菇。

④酎：醇酒，经过两次或多次重酿的酒。

⑤听阙：可以缺少。听，顺从。

《东坡羹颂（并引）》

苏轼①

东坡羹，盖东坡居士所煮菜羹也。不用鱼肉五味，有自然之甘。其法以菘若蔓菁、若芦菔、若荠，皆揉洗数过，去辛苦汁。先以生油少许涂釜缘及瓷碗，下菜汤中。入生米为糁②，及少生姜，以油碗覆之，不得触，触则生油气，至熟不除。其上置甑③，炊饭如常法，既不可遽④覆，须生菜气出尽乃覆之。羹每沸涌，遇油辄下，又为碗所压，故终不得上。不尔，羹上薄饭，则气不得达而饭不熟矣。饭熟羹亦烂可食。若无菜，用瓜、茄，皆切破，不揉洗，入罨⑤，熟赤豆与粳米半为糁。余如煮菜法。应纯道人将适庐山，求其法以遗⑥山中好事者。以颂问之：甘甘尝从极处回，咸酸未必是盐梅。问师此个天真味，根上来么尘上来？

注：

①苏轼（1037～1101 年），字子瞻，号东坡居士，北宋眉山人。是著名的文学家，唐宋散文八大家之一。他学识渊博，多才多艺，在书法、绘画、诗词、散文各方面都有很高造诣。他的书法与蔡襄、黄庭坚、米芾合称"宋四家"；善画竹木怪石，其画论、书论也有卓见。是北宋继欧阳修之后的文坛领袖，散文与欧阳修齐名；诗歌与黄庭坚齐名；他的词气势磅礴，风格豪放，一改词的婉约，与南宋辛弃疾并称"苏辛"，共为豪放派词人。嘉祐二年（1057）进士，任福昌县主簿、大理评事、签书凤翔府节度判官，召直史馆。神宗元丰二年（1079）知湖州时，以讪谤系御史台狱，三年贬黄州团练使，筑室于东坡，自号东坡居士。后量移诸州。哲宗元祐元年（1086）还朝，为中书舍人，翰林学士。知制诰。九年，又被劾奏讥斥先朝，远贬惠州、儋州，元符三年（1100），始被召北归，卒于常州。着有《东坡全集》一百十五卷，今存。

②糁：谷类磨成的碎粒。

③甑：中国古代的蒸食用具，为甗（音"演"）的上半部分，与鬲通过镂空的箅相连，用来放置食物，利用鬲中的蒸汽将甑中的食物煮熟。

④遽：立刻，马上。

⑤羃：覆盖，掩盖。

⑥遗：赠予。

《菜羹赋》
苏轼

东坡先生卜居①南山之下，服食器用，称家之有无。水陆之味，贫不能致，煮蔓菁、芦菔、苦荠而食之。其法不用醯②酱，而有自然之味。盖易具而可常享，乃为之赋，辞曰：

嗟余生之褊迫③，如脱兔其何因。殷④诗肠之转雷，聊御饿而食陈。无刍豢⑤以适口，荷⑥邻蔬之见分。汲幽泉以揉濯，搏露叶与琼根。爩⑦铜錡⑧以膏油，泫⑨融液而流津。

汤蒙蒙如松风，投糁豆而谐匀。覆陶瓯之穹崇⑩，谢⑪搅触之烦勤。屏醯酱之厚味，却椒桂之芳辛。水初耗而釜泣，火增壮而力均。滃⑫嘈杂而麋溃，信净美而甘分。登盘盂而荐之，具匕箸而晨飧。助生肥于玉池，与吾鼎其齐珍。鄙易牙⑬之效技，超傅说⑭而策勋。沮彭尸⑮之爽惑，调灶鬼之嫌嗔。嗟丘嫂⑯其自隘，陋乐羊⑰而匪人。先生心平而气和，故虽老而体胖。计余食之几何，固无患于长贫。忘口腹之为累，以不杀而成仁。窃比予于谁软？葛天氏⑱之遗民。

注：

①卜居：选择居处。

②醯：用于保存蔬菜、水果、鱼蛋、牡蛎的净醋或加香料的醋，也指酒。

③褊迫：窘迫。

④殷：盛，大。

⑤刍豢：喂养牲畜

⑥荷：表示感谢或客气。

⑦爨：烧，煮。

⑧鋽錡：古代烹饪器具。

⑨泫：水流下、滴下。

⑩穹崇：高貌。

⑪谢：拒绝。

⑫潏：水盛的样子。

⑬易牙：又名狄牙，齐桓公之宠臣，春秋时代齐国著名的厨师，被后人奉为厨神。

⑭傅说：古虞国（今山西平陆）人，生卒不详，殷商时期著名贤臣，先秦史传为商王武丁（约公元前1250年～前1192年在位）丞相，为"三公"之一。据《尚书·商书·说命》载，殷高宗命傅说作相之辞说道："若作和羹，尔惟盐梅"。

⑮彭尸：道家说人身有三尸虫，均有大害，上尸"彭倨"好宝物，中尸"彭质"好五味，下尸"彭矫"好色欲，合称为"彭尸"。

⑯丘嫂：《汉书·楚元王传》："高祖微时，常避事，时时与宾客过其丘嫂食。嫂厌叔与客来，阳为羹尽，轑釜，客以故去。"颜师古注："张晏曰：丘，大也，长嫂称也。"

⑰乐羊：魏文侯十七年（公元前408年），中山国国君姬窟发兵进犯魏国，翟璜举荐乐羊担任主帅出兵讨伐中山国。乐羊出兵后，由于敌强我弱，于是施行缓兵之计。消息传来，朝中大哗，群臣诬告乐羊通敌。此时，中山国君杀死其子乐舒，煮成肉羹送给乐羊。乐羊为表忠心，于是坐在军帐内端着肉羹吃了起来，一杯全部吃完。魏文侯对睹师赞说："乐羊为了我的国家，竟然吃了自己儿子的肉。"睹师赞却说："连儿子的肉都吃，还有谁的肉他不敢吃呢！"随后，乐羊大败中山军，攻占中山国。魏文侯虽然奖赏乐羊的战功，将其封在灵寿，但却怀疑起乐羊的心地来，认为乐羊心地残忍，没有父子骨肉之情。

⑱葛天氏：远古时期部落之首领。葛天氏开创了原始的和谐社会，其所在时代的葛天氏部族是古代人向往并称道的"理想之世"。

《红楼梦》莲叶羹

王夫人又问："你想什么吃？回来好给你送来。"宝玉笑道："也倒不想什么吃。倒是那一回做的那小荷叶儿小莲蓬儿的汤还好些。"凤姐一旁笑道："都听听，口味倒不算高贵，只是太磨牙了。巴巴儿的想这个吃！"贾母便一叠连声的叫做去。凤姐笑道："老祖宗别急，我想想这模子是谁收着呢？"因回头吩咐个老婆问管厨房的去要。那老婆去了半天，来回话："管厨房的说：'四副汤模子都缴上来了。'"凤姐听说，又想了一想道："我也记得交上来了，就只不记得交给谁了。多半是在茶房里。"又遣人去问管茶房的，也不曾收。次后还是管金银器的送了来了。

薛姨妈先接过来瞧时，原来是个小匣子，里面装着四副银模子，都有一尺多长，一寸见方。上面凿着豆子大小，也有菊花的，也有梅花的，也有莲蓬的，也有菱角的：共有三四十样，打得十分精巧。因笑向贾母王夫人道："你们府上也都想绝了，吃碗汤还有这些样子。要不说出来，我见了这个，也不认得是做什么用的。"凤姐儿也不等人说话，便笑道："姑妈不知道：这是旧年备膳的时候儿，他们想的法儿。不知弄什么面印出来，借点新荷叶的清香，全仗着好汤，我吃着究竟也没什么意思。谁家长吃他？那一回呈样做了一回，他今儿怎么想起来了！"说着，接过来递与个妇人，吩咐厨房里立刻拿几只鸡，另外添了东西，做十碗汤来。王夫人道："要这些做什么？"凤姐笑道："有个原故：这一宗东西家常不大做，今儿宝兄弟提起来了，单做给他吃，老太太、姑妈、太太都不吃，似乎不大好。不如就势儿弄些大家吃吃，托赖着连我也尝个新儿。"

羹方索引

九 画

十 画

十一画

十二画

十三画以上